JN303020

病院部門別
管理・運営の実践

薬剤部門のマネジメント

監修
赤瀬 朋秀 日本経済大学大学院 教授
湯本 哲郎 星薬科大学 准教授

JMP 日本医療企画

はじめに

　昨今、医療を取り巻く環境変化は著しく、病院も適正な経営を実践していないと、経営が厳しくなるという現実を目の当たりにすることが多くなりました。従来、医療経営を担っていたのは事務部門でしたが、今や事務部門に任せきりにするのではなく、病院内全部門が協力して経営に参加する時代になったといえます。すなわち、チーム医療は臨床のみにあらず、医療経営にもチームで対応することが必要なのです。

　したがって、院内の各部門は、自部門がどのように病院経営（増収やコスト削減）に貢献できるか、病院の機能強化に介入できるかといった経営課題を考えながら業務にあたる必要があります。病院は、門を開いていれば経営が成り立つといった一昔前の甘えから、脱却する必要があるのです。

　具体的には、情報を正しく分析し、適正な戦略を構築して実践し、組織の目標と従業員の育成をマネジメントするという極めて難しい課題を達成する必要があります。そして、院内の各部門においても、病院の戦略と同じベクトルで考え、自部門の戦略に落とし込み、遂行するという視点が必要になってくるのです。

　ではここで、戦略をつくり、それに沿ったマネジメントを実行することをイメージしてみてください。実はこの作業、言うのは簡単ですが、実践するとなると一筋縄ではいきません。順序立てて考えると、まず病院や自部門を取り巻く環境を分析する必要があります。そのためには、病院と直接的または間接的に利害が生じる関係者（ステークホルダー）を網羅的に分析しなければなりません。さらに、そういった関係者とどのように競争するのか、あるいは共闘していくのかを的確に判断する能力も必要です。重要な判断を誤ると、たちまち経営やマネジメントの失敗に結びつくので、情報を分析し活用することは、マネジメントを実践する立場の部門長には必須のスキルとなります。また、得られた情報から具体的な戦略を構築し、それを実行してコントロールする技術や知識も必要です。

　さらに、薬剤部門とはどのようにあるべきか、病院の特性に合致した薬

剤部門とは何か、部門長として何をすべきかについて考えてみましょう。薬剤部門の役割は、この20年で大きく様変わりしています。今、管理職である人が新人だった頃、病院薬剤師の業務の中心は、早く正確に調剤することでした。最近の薬剤師業務は、薬物療法を取り巻く環境変化により臨床業務にシフトしてきており、組織体制もそれに合致したものになりつつあります。今一度、時代の変遷に合わせて業務内容を見直し、課題を抽出し、事業計画のすり合わせをすることも必要でしょう。

　本書では、病院における薬剤部門の構造、業務の遂行方法、事業計画やマネジメントの手法などを中心に解説します。また、マネジメントの際に必要となる基礎知識として、経営戦略、会計および人材育成に関する内容も盛り込みました。

　マネジメント実践のための手順書として、薬剤部門長、次席、中間管理職の皆さまはもとより、病院経営者や事務部門の方々にも、ご活用いただければ幸いです。

2014年3月

監修者を代表して
赤瀬 朋秀

＊本書は、2014（平成26）年2月時点の情報をもとに作成しています。

目　次

はじめに ……………………………………………………………………………… iii

第1章　薬剤部門マネジメントの基本 …………………………………… 1

薬剤部門・薬剤師の役割
加賀谷肇（明治薬科大学教授）………………………………………… 2

ファーマシーマネジメントの基礎知識
赤瀬朋秀（日本経済大学大学院教授）………………………………… 14

第2章　薬剤部門マネジメントの実践　初級
薬剤師の業務と薬剤部門のマネジメント戦略 ………… 25

1　薬剤師業務の基礎知識 ……………………………………………… 27

日常業務とコスト管理　事例：総合相模更生病院
稲葉健二郎（総合相模更生病院薬剤部部長）………………………… 28

採用医薬品の管理──病院開設準備〜開院6か月後
事例：新百合ヶ丘総合病院
廣瀬幸文（新百合ヶ丘総合病院薬剤科長補佐）……………………… 46

薬価改定と価格交渉　事例：横浜総合病院
関根寿一（横浜総合病院薬剤科長）…………………………………… 54

医薬品のリスクマネジメント　事例：東住吉森本病院
黒沢秀夫（東住吉森本病院薬剤科主任）……………………………… 67

2　マネジメント戦略の基本 …………………………………………… 79

医薬品管理データの作成とモニタリング
湯本哲郎（星薬科大学准教授）………………………………………… 80

DPCを用いた効果的な病院マネジメント
事例：川崎市立川崎病院
小林岳（川崎市立川崎病院薬剤部担当係長）………………………… 90

マネジメントに不可欠な統計的品質管理手法──QC7つ道具の活用
濃沼政美（帝京平成大学薬学部教授）………………………………… 100

目次

3 マネジメント戦略の応用 ………………………………………… 117
BSCを活用した事業計画の策定方法
事例：神奈川県病院薬剤師会ファーマシーマネジメント委員会ほか
岡添進（さがみリハビリテーション病院薬剤科科長）、小田切正美（横浜旭中央総合病院薬剤部係長）、関口信香（横浜新緑総合病院薬剤部係長）………… 118

予算書の作成方法
舟越亮寛（大船中央病院薬剤部部長）……………………………………… 130

第3章　薬剤部門マネジメントの実践　中級
組織力、コミュニケーション力向上のポイント …… 145

1　組織力向上のポイント ……………………………………………… 147
コンプライアンスとガバナンスへの取り組み
事例：横浜新緑総合病院
藤本康嗣（横浜新緑総合病院薬剤部部長）………………………………… 148

次世代マネジャーに求められる能力と育成法
深澤優子（R&D Nursing ヘルスケア・マネジメント研究所代表）………… 159

ミドルマネジャーの育成
赤瀬朋秀（日本経済大学大学院教授）……………………………………… 171

2　コミュニケーション力向上のポイント …………………………… 175
他職種・管理職・院長と交渉を行う際のポイント
事例：東住吉森本病院
渡邉幸子（東住吉森本病院医療安全管理部部長）………………………… 176

製薬会社・MRの活用法
岡本敬久（ファーマシーマネジメント研究所研究員）…………………… 185

第4章　薬剤部門マネジメントの実践　上級
経営・管理に必要な経営学の知識 ……………………………… 197

新しい時代の病院経営と戦略
中川充（日本経済大学大学院准教授）……………………………………… 198

財務諸表の基本と医薬品の位置づけ
相馬一天（日本経済大学専任講師）………………………………………… 207

第1章

薬剤部門マネジメントの基本

薬剤部門・薬剤師の役割

加賀谷 肇（明治薬科大学教授）

① ポジショニングとマネジメントの重要性

　病院薬剤師の業務は、これまで患者に対して適切で安全な薬物治療が行えるよう、調剤だけでなくチーム医療に積極的に参画し、病棟で薬剤管理指導業務等を実施することが求められていました。最近ではさらに、病棟に薬剤師が常駐することが診療報酬でも評価されることになり、医療現場の多様化と相まってチーム医療の充実がより求められてきています。そのような背景のもと、病院薬剤師の業務と役割は高度化・専門化が進んできており、今後の対応も含めて準備しておくべきことは山積しています。今後の病院薬剤師の業務展開を予測すると、次の３点に集約することができます。

⑴医療・薬物治療の安全確保と質の向上のための業務
⑵医療の安全確保のための情報に関する業務
⑶教育・研修に関する業務および治験への参画、地域医療との連携業務

　これらの基本的な業務は、病院の規模やその機能に応じて、必要性や重要性は自ずと異なります。各業務について、具体的な項目を挙げてみましょう。

⑴医療・薬物治療の安全確保と質の向上のための業務
　①医療の安全確保のために、薬歴にもとづく処方監査の充実
　②患者情報にもとづく服薬指導と薬学的ケアの実施
　③入院患者の持参薬管理の実施
　④注射剤の処方箋にもとづく調剤の実施
　⑤がん化学療法への参画

⑥手術室、集中治療室における医薬品の適正管理
　⑦高齢者に対する適正な薬物治療への参画
　⑧チーム医療への参画による安全性の確保と質の向上
　⑨個々の患者に応じた薬物治療への参画

(2) 医療の安全確保のための情報に関する業務
　①医療の安全確保のための情報の共有化
　②医薬品の採用に必要な情報の収集と提供

(3) 教育・研修に関する業務および治験への参画、地域医療との連携業務
　①医薬品の適正な管理・取り扱いに関する研修の企画立案
　②小児や妊産婦に対する最適な薬物治療への参画
　③治験コーディネーターをはじめとする治験への積極的な参画
　④地域医療機関・薬局・訪問看護ステーションとの連携による在宅医療への関与

　これらは病院薬剤師に求められる業務内容のすべてを網羅しているわけではありませんが、病院における薬剤師の業務再編や人員配置を考慮し、新たな取り組みを行うことが望まれます。近年、これらの業務を日常的に実施している医療機関が増えているものの、人材不足などの課題も多く、従来の調剤業務に明け暮れている医療機関も多数あります。2012（平成24）年から6年制薬学教育を修了した薬剤師が医療現場にどんどん輩出されていることから、今は病院薬剤師の業務変換期にあるといえます。今後は、6年制薬学教育を視野に入れた卒後教育のあり方が大きなカギになるでしょう。従来の業務内容を検証しながら、新たな業務にチャレンジすることが必要です。
　これからの病院薬剤師に求められる業務を具体的に進めるためには、まず薬剤部門のポジショニングとマネジメントを理解する必要があります。

❷ 広がる薬剤部門の役割

　薬剤部門の業務は、かつては調剤、医薬品の購入・保管・管理を通じて患者に投与されるまでの品質確保、院内物流の管理、などでした。しかし近年は、患者に医薬品が用いられる前、さらには用いられた後の有効性や安全性にまで守備範囲が広がってきています。加えて、医療の進歩や医薬品の開発などによる膨大な医療・医薬品情報の収集・評価や、院内医療従事者への迅速な情報伝達を通して、外来・入院患者に対する薬物療法がより適正に行われるよう監視ならびに実施することも、薬剤師の責務として定着してきています。

　病院の組織は規模の大小や機能形態により異なりますが、院長の下に副院長がいて、その配下に診療部門、看護部門、診療支援部門、事務部門が構成されている組織が多く、薬剤部門は診療技術部門（診療支援部門）の中の１つの科として、あるいは診療部、看護部と同列に薬剤部として組織されていることが一般的です（図表１−１）。

　薬剤部門はCure（治療）とCare（看護・介護）の間を担っていますが、どちらかというとCure（治療）のウエイトが大きい部門です。したがって、医薬品の適正使用や薬物治療の最適化等のためには、診療部や看護部と対等な関係にある必要があります。小さな病院薬局や診療所においては事務部門の配下に薬局が位置している医療機関も散見されますが、これは医薬品の購入・購買的な視点から組織図を描いたものです。今の薬学教育や薬剤師の職能等を考えた場合、基本的には診療部門、看護部門、事務部門と薬剤部門が同列であることが望ましいと考えます。

　薬剤部の位置づけは、病院の執行部、診療部、看護部、事務部からの信頼の高さで決まるといっても過言ではありません。薬剤部門が診療および経営に貢献できるように、薬剤部門の責任者は患者サービス向上や医療の質向上に対し、努力を怠ってはいけません。

　薬剤部門の組織は、以前は外来患者の調剤を中心に構成されていましたが、近年、多くの医療機関では外来患者には院外処方箋の発行を行い、薬剤師は入院患者を対象にした、いわゆる病棟業務を中心に行う形にシフト

図表1-1 ● 病院の組織図例

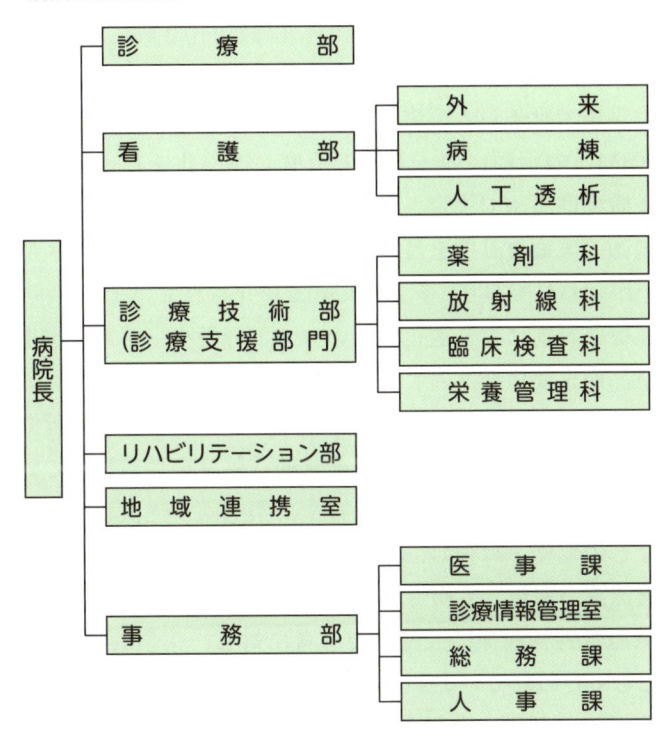

```
                ┌─ 診療部
                │
                ├─ 看護部 ──┬─ 外来
                │           ├─ 病棟
                │           └─ 人工透析
                │
                ├─ 診療技術部 ──┬─ 薬剤科
病院長 ──┤   (診療支援部門)   ├─ 放射線科
                │                ├─ 臨床検査科
                │                └─ 栄養管理科
                │
                ├─ リハビリテーション部
                ├─ 地域連携室
                │
                └─ 事務部 ──┬─ 医事課
                             ├─ 診療情報管理室
                             ├─ 総務課
                             └─ 人事課
```

しています。薬剤管理指導業務やがん化学療法への参画、チーム医療の推進、手術室、ICUへの薬剤師の配置、病棟での薬剤師常駐などに向け組織改編が行われるようになってきました。一方、薬剤部門の機能は、医薬品の供給と調剤、薬学的患者ケアの実践など、院内のチーム医療に参加することで医療水準を維持し、医薬品に関連する業務を通して医療安全の一端を担っています。

❸ 薬剤師の専門性による医療貢献と経営貢献

国の政策として、医療費の適正運用は大きな課題の1つです。医療現場では、診療報酬の定額制の拡大などにより、経営の効率化と医療の質の向上に努めることが求められています。薬剤師は医薬品の適正使用の推進を

通して医療の質の向上に貢献していますが、貢献度を具体的に示すことは仕事の性質上困難な面もあり、積極的には数値化されてきませんでした。これまでは、医師の自由裁量で薬物の選択や治療が進められてきましたが、昨今の医療現場ではチーム医療の充実に伴い、治療法や薬物療法の決定においてもEBM[*1]の手順にのっとって治療の標準化を行ったり、チーム医療の下、多職種間協議で決定されることが増えてきました。

　病院薬剤師の医療貢献度を具体的に表すために、海外では医療経済学的アプローチが行われており、多くの文献で紹介されています[1)2)3)4)]。また、国内では注射薬調剤による適正使用のコスト分析や、薬剤管理指導業務を通した医薬品適正使用推進のアウトカムとコスト分析、クリニカルパス[*2]の医療経済学的評価や、がん疼痛治療に用いる薬剤の経済分析で、具体的な分析手法を用いて医療的貢献度と経営的貢献度を数値化しています[5)]。

　また、医師と薬剤師が協議した内容や、薬剤師が提供した情報による患者の状態などの変化を調査し、薬学的支援の有用性と経済的効果について検討した興味深い報告[6)]も出されています。この報告では調査期間の17か月間に心臓血管外科病棟に入院した患者に対し、薬学的協議を要した426件を対象として行われています。協議の発生源は薬剤師の場合が265件（62.2％）で、続いて薬剤師・医師の両者からの発生が55件（12.9％）、医師からの発生が54件（12.7％）でした。協議内容は「副作用」に関するものが最も多く、全体の20％を占めており、薬剤師からの処方提案に対する医師の受け入れ率は94.7％と高率でした。そして、処方変更となった症例の改善率も95.5％と高率でした。薬学的協議の根拠が「患者の状態」、「患者の訴え」の場合、ともに協議後の受け入れ率は約95％であり、その改善率はそれぞれ58.4％、74.4％でした。また根拠が「臨床検査値」の場合、協議後の受け入れ率は95.5％、処方が変更になった症例の改善率は73.3％でした。患者に関する情報、薬剤情報、臨床検査値等を把握することで、薬学的協

[*1]　EBM：Evidence-Based Medicinの略。信頼できる根拠にもとづいた適切な医療をしているかをはかる指標のこと。
[*2]　クリニカルパス：病気を治す上で必要な治療・検査やケアなどを縦軸に、時間軸（日付）を横軸にしてつくった患者のための診療スケジュール表のこと。

議が受け入れられ、患者に対しても良好な結果を得られています。また、TDM（Therapeutic Drug Monitoring：薬物治療モニタリング）が薬学的協議の根拠となった症例は全体の17.6％でしたが受け入れ率は96.0％と高率で、TDMを活用した薬物療法を医師と協議することの有用性が示唆されました。

薬学的協議による経済的効果（薬学的協議後の薬価と薬学的協議前の薬価の比較）では、「副作用回避目的」の場合は平均1,299円低下し、「TDM（血中薬物濃度測定依頼・投与量変更・採血時間など）」の場合は平均4,721円低下し、「副作用」の場合は平均1,113円低下していることが示されています。すべてにおいて薬剤費が減少しているわけではありませんが、このように薬学的協議後の処方改変率や臨床的変化、経済的効果を示すことで、臨床での薬学的支援を数値化し、薬剤師の臨床業務の意義を評価することができます。

❹ 薬剤師のモチベーションマネジメント

医療社会がほかの業種と比較して大きく違うところは、医師、薬剤師、看護師など多職種からなる有資格者で構成される特殊な社会だという点です。医療現場においては、それぞれの専門職種ごとに独特の風土や文化があり、それらを職種間で融合させないとチーム医療を推進することは難しくなります。組織は個人の集合体ですが、組織には組織としての目標が掲げられていて、それに向かって各個人が協働して目標を達成することが、あるべき姿といえるでしょう。しかし個人の状況や感情などの状態によって、協働意識のレベルは変化します。そこで個人の協働意識を高揚させ、組織の協働意識を高く維持するためには、組織マネジメントが必要になってきます。

新人教育は、新人が医療人として成長していく過程の第一歩であり、とても重要です。人材の活性化を進める上でも、新人教育は職場に新たな空気を吹き込む機会になることが多くあります。

⑴ 新人薬剤師教育・評価

新人教育はOJT（On-the-Job Training）のほか、コミュニケーションスキルやリスクマネジメントを含めたスキルトレーニング、プロセスチェック、従来の技能を中心とした伝達教育に加え、評価法も含めて見直しを行います。職員全体のレベルアップを考慮した場合、教育には職場の全員がかかわるしくみも必要です。

教育体系としては、調剤内規、業務マニュアル（臨床薬剤業務を含む）、各部署別指導要綱を確立して指導にあたるとよいでしょう。その評価は、各部署別に作成した評価試験問題と日常業務を評価するための評価表（図表1-2）を用いて行います。評価者の評価基準をそろえるために、事前に新人研修評価マニュアルを用いて評価者トレーニングを行います。プリセプター（現場の熟達者・先輩）制度をつくり、プリセプティ（新人薬剤師）の相談役になってもらうことで、先輩としての自覚が生まれるので、新人、職場職員の双方にメリットがあります。

⑵ 年度行動計画および評価尺度の設定

病院としての行動計画が示され、それに対する薬剤部門の行動計画を作成し病院に提供するような管理・運営体制が、医療現場でも日常的になっています。個人の力を伸ばしながら組織力をアップする1つの方策としては、職員1人ひとりが目標チャレンジシートを作成することが挙げられます。1年間のチャレンジ目標を設定し、それに向けた具体的目標、達成水準を記入してもらいます。新任者は上司などのヒアリングを通して、業務上の課題把握やチャレンジ目標の設定を行います。そして、上司は職員の目標達成に向け、適宜、必要な指導助言を行わなければなりません。一方、職員は中間期および期末期にその期間の取り組み状況などについて振り返るとともに、年度当初に設定した目標に対する自己評価を行い、評価者に提出します。評価者は、職員から提出された中間期および期末期の取り組み状況などについて、職員との面談を実施して振り返るとともに、評価してコメントを記入します。

目標達成度評価は、中間期は目標に対する取り組みや進捗状況について

図表1-2 ● 研修評価表例

氏名	
研修部署	
評価期間	平成　年　月　日　〜　平成　年　月　日
評価担当者氏名	印

区分	要素	番号	着眼点	評価点
成績	仕事の量・迅速性	1	期間中仕事の量を多くこなしたか。 与えられた仕事について期待する速さで行えたか。 （仕事の段取りや後始末まで見ての量）	5 4 3 2 1
	仕事の質・正確性	2	仕事の過程や結果は正しくて信頼しえたか。 細かなところにも気を配り、誤りや不備がないように仕事ができたか。 与えられた仕事について正確に行えたか。	5 4 3 2 1
勤務態度	勤勉性	3	早期始業時および終業時の準備（含翌日準備）の努力。嫌な仕事に対しても熱心に行ったか。	5 4 3 2 1
	協調性	4	集団の中での自分の位置を自覚し、自分の職務（仕事）の守備範囲外で、チームワークにプラスになる行動がとれたか。	5 4 3 2 1
	積極性	5	仕事の量的、質的拡大への挑戦。 仕事の改善、工夫が見られたか。 自己の啓発の努力が見られたか。	5 4 3 2 1
	責任性	6	意欲的に仕事に取り組んだか。 与えられた仕事を最後まで（熱心に）やりぬいたか。与えられた職務について中間報告、経過報告を怠らなかったか。	5 4 3 2 1
	規律性	7	遅刻、早退および突発の休みは多くなかったか。 職場のルール、マニュアルを遵守したか。	5 4 3 2 1
	知識・技能	8	担当職務について要求するレベルの知識・技能をもっているか。	5 4 3 2 1
				合計
特記事項				

＊著しく高い評価点または低い評価点の時は、その理由を特記事項に必ず記入してください。

部長	調剤第1課課長	調剤第2課課長	情報課課長	薬務課課長	研修係

評価します。期末期は個別担当業務ごとに、目標設定は適正であったか、目標は達成できたかについて評価します。チャレンジ目標ごとに自己評価、面談者（直属上司）評価をA〜E[*3]の5段階で記入することで、モチベーションを上げ、向上心を育みます。

❺ 薬剤部門長の医療に対するフィロソフィー

　薬剤部門長が病院の経営陣の一員となることが理想です。病院の副院長として、薬剤部門長が就任している医療機関もあります。

　アメリカでは以前から、MBA（Master of Business Administration：経営学修士号）を取得した薬剤部門長が多く存在しました。薬剤部門長に就任するためには薬学的知識はもとより、経営的素養が要求されているということでしょう。ところが、わが国の現状では、MBAを取得している薬剤師はほとんどおらず、経験的にマネジメントにかかわっているというのが実情です。

　また、薬剤部門の組織構成から見ると、基盤となる医薬品情報部門、調剤部門、薬品管理部門は残されていますが、製剤部門を廃止する医療機関が多くなっていることはとても残念なことです。製剤技術や知識は、薬剤師としてのアイデンティティを発揮するために重要であることを忘れてはなりません。また、薬剤部門組織の中に試験研究部門を置くかどうかは別としても、薬剤師が日常的に試験研究業務にかかわれるように組織することが、医療の質を維持するために重要と考えます。

　職員のやる気がみなぎっている職場の多くは、薬剤部門長のリーダーシップにスタッフが牽引されています。薬剤部門長の現場感覚が薄れていくと、職員から意見や提案が出なくなってきます。これはとても危険なことです。些細なことでも職員から報告が上がってくるということは、危機管理がうまくいっているからだと考えてよいでしょう。現場のモチベーションは管理するものではなく、協働して成果を上げることを可能にするため

---

*3　評価の目安：A＝大変よくできた（目標を大きく上回り、職場に貢献した）、B＝よくできた（目標を上回る達成度）、C＝できた（目標を概ね達成し、納得できた）、D＝今一歩だった（目標を下回る達成度）、E＝できなかった（目標を大きく下回った）。

のものです。

　最近、職場における対人問題が増加傾向にあります。薬剤部門長は、心の問題も含めて相互のコミュニケーションのとり方を学ばなければなりません。今後、薬剤師が病棟に常駐することになれば、多職種との接点が増え、人間関係はますます重要になってきます。医療人である以上、最終顧客は患者であることを肝に銘じて、「生涯をかけて患者のために最善を尽くす」という誓いが必要です。日本病院薬剤師会の元会長、故・全田浩先生の次の言葉をいつも胸に刻んでおきたいものです。
「患者とは心に串が刺さった者と書く、医療者とは心に刺さった串を抜いて差し上げる者をいう」

❻ 人材育成と薬剤部門の未来予想図

　1988（昭和63）年の調剤技術基本料の改定において薬剤管理指導業務に診療報酬が認められて以降、薬剤師の役割は大きく変わってきました。「モノ」を中心とした業務から、「ヒト」を対象とした病棟における業務への新たな展開が始まって20年あまりが経過しました。調剤業務では、注射薬や抗がん薬の無菌調製が行われるようになり、さらには、的確な医薬品情報の提供、医療の安全確保、薬物療法における副作用の防止や個別最適化といった業務も加わっています。

　高度化・複雑化する医薬品が次々と医療現場に登場し、薬剤師が薬の専門家として薬物療法に責任ある立場を維持するためには、薬剤師自身の資質向上のための努力研鑽が不可欠です。職能団体である日本病院薬剤師会の認定薬剤師養成研修事業で教育を受けた者や、専門領域の学会が認定する専門薬剤師や認定薬剤師も輩出され、医療現場では重要な位置づけになってきています。

　薬剤師はチーム医療の一員としての貢献が求められる中、今般の診療報酬改定では「病棟薬剤業務実施加算」等のチーム医療に関連する評価が新設されました。医療環境の変化に伴って、薬剤師に求められる役割は変わるので、環境変化への適切な対応が大切です。医師、看護師、その他の医療従事者との密接な連携の中で、病院薬剤師として何ができるか、何をす

べきかといった役割と課題について改めて考える必要があり、新しい展開への取り組みが重要となっています。

　将来戦略を考える上で、薬剤師業務の新たなる展開には経済的な立脚基盤が必要です。診療報酬の観点から、病棟における薬剤関連業務は「医師等と協働して行う薬物療法業務」、「薬剤管理指導業務」、「薬剤の取り扱いおよびその補助業務」の3つに分類されます。「薬剤管理指導業務」は、処方が決まった後に医師の同意にもとづいて実施され、診療報酬上は医学管理料として評価されます。「医師等と協働して行う薬物療法業務」は、診療報酬上、特段の評価がなされておらず、現状では経営的にもマンパワーを投入しにくいといえます。6年制の薬学教育で培われた臨床薬学的な知識にもとづいて、入院患者への基本診療に貢献するためには、今後、適切な評価が必要です。これらの病棟業務は、医師等の負担軽減に役立つとともに医療安全および薬物療法の質の向上を達成するものと考えられ、業務展開の大きな柱となります。病棟に常駐[8]することで、これからの薬剤師の仕事は、医師との協働でさらにCure（治療）の要素が強くなるでしょう。一方、看護師との協働では、Care（看護・介護）の要素を多く取り入れつつ、ファーマシューティカルケアを実践する好機になっていくと予想されます。

　もはや、薬剤師が薬局にこもっている時代ではありません。時代の潮流に乗り遅れないように、人材育成やチーム医療への参加ができるよう、病院執行部との話し合いが重要です。

> **キーワード● ファーマシューティカルケア**
>
> 　ファーマシューティカルケアとは、WHO（世界保健機関）の定義では、薬剤師行動の中心に患者の利益を据える行動哲学であり、患者の保健およびQOL（Quality of Life：生活の質）向上のため、明確な治療効果を達成するという目標をもって、薬物治療を施す際の薬剤師の姿勢、行動、関与、関心、倫理、機能、知識、責務ならび技能に焦点を当てるものである。
>
> 〔事例〕
> 薬剤師の介入による肝臓クリアランスに基づく用量調節、TDMに関する助言、相互作用や配合変化の発見や回避、有害事象の発見・フォローアップおよび回避、医師・看護師および患者への医薬品情報の提供など。

◆参考文献

1) Mutnick AH, Sterba KJ, Peroutka JA, Sloan NE, Beltz EA, Sorenson MK：Cost savings and avoidance from clinical interventions, Am. J. Health Syst. Pharm., 54, 392-396, 1997
2) Johnson SG：Improving cost-effectiveness of and outcomes from drug therapy in patients with atrial fibrillation in managed care：role of pharmacist, J. Manag. Care Pharm., 15（6 Suppl B), S19-25, 2009
3) Bosmans JE, Brook OH, van Hout HP, de Bruijne MC, Nieuwenhuyse H, Bouter LM, Stalman WA, van Tulder MW：Cost effectiveness of pharmacy-based coaching program to improve adherence to antidepressants, Pharmacoeconomics, 25, 25-37, 2007
4) Elliott RA, Barber N, Clifford S, Horne R, Hartley E：The cost effectiveness of a telephone-based pharmacy advisory service to improve adherence to newly prescribed medicines, Pharm. World Sci., 30, 17-23, 2008
5) 伊勢雄也，片山志郎：病院薬剤部における薬剤経済分析の実際，医療薬学，36（5），291-300，2010年
6) 町田聖治，富田敏章，福島将友，増田和久：心臓血管外科病棟における薬学的支援とその評価，医療薬学，34（9），876-881，2008年
7) 加賀谷肇：薬剤師の人材育成およびモチベーションマネジメント，薬局，57（7），2431-2440，2006年
8) 関本裕美，他：薬剤師の病棟常駐による医薬品適正使用と医療安全に果たす役割，医療薬学36（3），171-179，2010年

ファーマシーマネジメントの基礎知識

赤瀬 朋秀（日本経済大学大学院教授）

❶ マネジメントとは

　「Management」は「管理、運営、経営」などと訳されることが多く、最近では日本語でもマネジメントという単語が多用されるようになりました。わが国では、多くの人がマネジメントという単語から、アメリカの経営学者ピーター・F・ドラッカーを想像すると思われるので、慣例にならってドラッカーの著書[1]からマネジメントの役割について引用してみましょう。

　ドラッカーによると、マネジメントの機能には組織、ヒト、社会といったキーワードが存在し、このような視点で考えることの重要性が示されていることがわかります（図表2-1）。一方、ISO（International Organization for Standardization：国際標準化機構）では、マネジメントを「組織を指揮し、管理するための調整された活動」などと定義していることから、いずれにしても「組織内外のさまざまな経営資源を管理、運営することにより、組織に与えられた目的を果たすための活動」を集約してマネジメントと呼んでも差しさわりはないでしょう。

　ほかにも多くの解釈があると思われますが、いずれにしても、組織、ヒト、社会以外に、管理、ミッション、成果、問題解決などがマネジメントにおけるキーワードになると考えられます。このようなキーワードに従い、

図表2-1 ● マネジメントの役割

①それぞれの組織に特有の目的とミッション、社会的な機能を果たす役割
②仕事を生産的なものとし、人に成果を上げさせる役割
③自らの組織が社会に与えるインパクトを処理するとともに、社会の問題の解決に貢献する役割

（出典：P.F.ドラッカー著、上田惇生訳『マネジメント[上]課題・責任・実践』ダイヤモンド社より一部改編）

図表2-2 ●戦略、マネジメント、オペレーションの違い

	戦　略	マネジメント	オペレーション
誰が	経営者層	管理職	従業員
どのくらい先に	3～5年後	1年後（年単位）	明日（日単位）
何をするために	企業・組織の成長、および顧客に対して価値を提供する	組織の構成員を育成し、組織の目標を達成させる	日常業務の遂行・管理・改善

（出典：日本経済大学大学院編、日本経済大学大学院開学記念論文集「創造的変革の探究」）

多くの組織に広く応用できるのがマネジメント、ということでしょう。本節で使う用語に関して正しく理解する目的で、戦略とマネジメント、およびオペレーションの違いについて図表2-2に示しました。

　戦略とは、3～5年先を見据えて顧客に価値を与える目的で経営者層が考えるものであり、マネジメントとは、当該部署（部門）の管理職が1年先を見据えて担当する部署（部門）を成長に導き、組織全体の目的を達成するために行うものです。薬剤部門長は、病院の経営陣・幹部職員の1人として病院全体の戦略を考えるとともに、部下である薬剤師を育て、薬剤部門の目標達成を実践する職位でもあります。もちろん、病院の規模や守備範囲によって業務範囲は異なりますが、経営陣の一員として病院経営にも責任を共有するのが望ましいと考えます。

❷ ファーマシーマネジメントとは

「ファーマシーマネジメント」という単語は聞いたことがないかもしれませんが、アメリカでは「Pharmacy Management」をタイトルに含む書籍が数多く出版されており、病院経営実務の重要な一分野となっています。このような書籍をひもとくと、リーダーシップ、マーケティング、ファイナンスなどのマネジメント実務のほかに、病院薬剤部門特有の経営資源である医薬品、専門職、医薬品情報、テクノロジーなどについて解説されており、病院の薬剤部門のマネジメントが薬剤師の実務経験やキャリアを重

図表2-3 ● 病院薬剤部門における各種経営資源

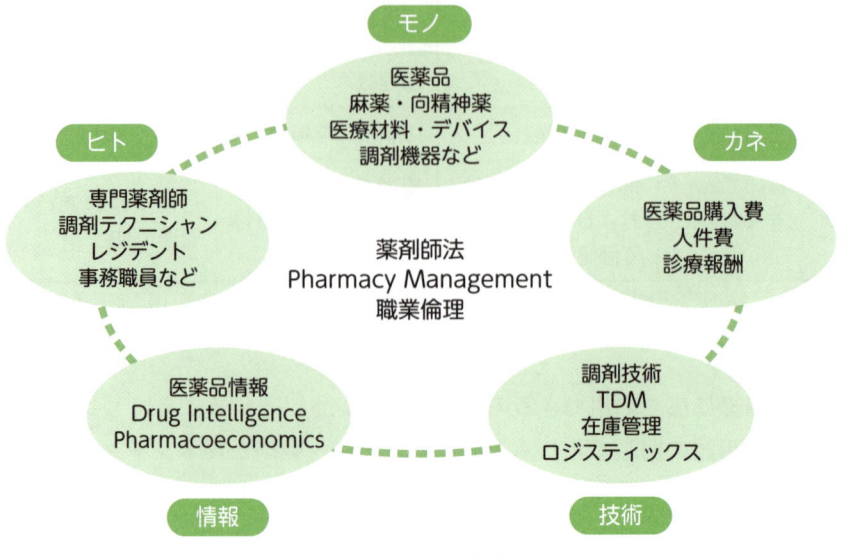

```
              モノ
        医薬品
        麻薬・向精神薬
        医療材料・デバイス
        調剤機器など

 ヒト                          カネ
 専門薬剤師                     医薬品購入費
 調剤テクニシャン                人件費
 レジデント        薬剤師法       診療報酬
 事務職員など   Pharmacy Management
                  職業倫理

      医薬品情報              調剤技術
   Drug Intelligence          TDM
   Pharmacoeconomics       在庫管理
                          ロジスティックス

       情報                     技術
```

（出典：赤瀬朋秀、病院薬剤部門におけるマネジメントの実践、薬局）

ねることで実践できるほど単純かつ簡単なものではないことが理解できます。

　これまで、経営に必要な資源とは「ヒト・モノ・カネ」の3つを指していましたが、最近では、技術（テクノロジー）および情報を加えて経営資源を捉えた方が理解しやすいとされています。本節では、こういった各種の経営資源を病院薬剤部門に当てはめ、図表2-3に示すように解説していきます。

　「ヒト」とは、薬剤部門内における人材・人的資源であり、各種認定および専門薬剤師、調剤テクニシャン、レジデント、事務職員などを指します。あえて「薬剤師」と記載しなかったのは、今後、病院で勤務する薬剤師は、それぞれの専門分野において高度な技術および知識を有する薬の高度専門職であるべきで、薬剤師のジェネラリストとしての知識・技術をベースに高い専門性を身につけないと生き残ることは難しいと判断したからです。

　「モノ」とは、医薬品が中心となりますが、その中には重点管理が必要な

医薬品や取り扱いに特段の注意が必要な医薬品が含まれるので、区別して考える必要があると判断しました。また、「モノ」には調剤機器やデバイス、医療材料なども含まれます。

「カネ」は、支出と収入に分け、なおかつ管理が必要なものと考えると、医薬品購入費、人件費、診療報酬などに分けて考えるのが妥当でしょう。

「技術」は、薬剤師に固有の調剤技術、TDM、在庫管理の手法、ロジスティックスなどを挙げました。

「情報」も同様に、広い意味での医薬品情報に含まれますが、Drug Intelligence（処方の意思決定などに必要な加工した医薬品情報）、Pharmacoeconomics（医薬経済学）なども示しました。このような経営資源を管理することにより、薬剤部門の戦略を策定して人材を育成し、組織の目的を達成するとともに社会貢献をすることがファーマシーマネジメントの基本的なスタンスとなります。

ファーマシーマネジメントの定義は、わが国ではまだ明確にされていませんが、筆者が提唱した「病院薬剤部門における各種経営資源（医薬品・物流・費用・人材・情報・患者安全など）のマネジメントを実践することにより、病院経営に資すること」[2]に集約されていると考えます。ただ、最近の業務の流れの中で、現時点におけるファーマシーマネジメントは、病院経営を助けることのみが目的ではなく、薬物療法の質を向上させて患者満足度と医療の質の向上に貢献するものでなければならない[3]ことも付け加えておきます。

このように、身近な事象やさまざまな情報から戦略を立案しマネジメントを実践するにあたっては、各種のツールを駆使する必要があります。次項では、戦略の第一歩として業界構造分析を中心に解説します。

❸ Five Forces（ファイブ フォース）を用いた業界構造分析

マネジメントを実践するにあたって、まずは病院の薬剤師を取り巻く業界構造を再考してみたいと思います。病院薬剤師業界の概要を図表2-4に示しました。このようなデータや数値から、何が導き出されるか考えてみましょう。実は、この作業が外部環境分析の第一歩となります。例えば、

図表2-4 ● 病院薬剤師業界の概要

病院数の変遷

	1999年	2002年	2005年	2008年	2009年	増減数	増減率
病院総数	9286	9187	9026	8794	8739	△547	−5.9%
20〜49床	1403	1327	1214	1051	1026	△377	−26.9%
50〜99床	2435	2399	2344	2288	2270	△165	−6.8%
100〜149床	1464	1456	1442	1433	1432	△32	−2.2%
150〜199床	1140	1241	1274	1313	1319	179	15.7%
200〜299床	1244	1165	1149	1130	1124	△120	−9.6%
300〜399床	745	750	764	745	736	△9	−1.2%
400〜499床	358	360	354	366	370	12	3.4%
500〜599床	197	197	207	200	197	0	−
600〜699床	132	127	123	115	115	△17	−12.9%
700〜799床	61	57	54	57	54	△7	−11.5%
800〜899床	34	35	34	33	34	0	−
900床〜	73	73	67	63	62	△11	−15.1%

※施設数は各年10月1日現在の数値
(出典：医療施設調査、病院報告)

施設・業務の種別にみた薬剤師数

	薬剤師数(人)	構成割合(%)	増減数(人)	増減率(%)	人口10万対(人)
総数	276,517	100.0	8,766	3.3%	215.9
男	108,068	39.1	3,490	3.3%	84.4
女	168,449	60.9	5,276	3.2%	131.5
病院・診療所の従事者数	52,013	18.8	1,677	3.3%	40.6
調剤に従事	49,211	17.8	1,457	3.1%	38.4
検査業務に従事	159	0.1	△9	−5.4%	0.1
その他の業務に従事	2,643	1.0	229	9.5%	2.1
薬局の従事者	145,603	52.7	9,887	7.3%	113.7
開設者または法人の代表格	18,884	6.8	△404	−2.1%	14.7
勤務者	126,719	45.8	10,291	8.8%	99.0

※薬剤師数は2010年、増減は2008年の数値との比較
(出典：厚生労働省、2010年医師・歯科医師・薬剤師調査)

図表2-5に示すように、分析と推察される事象が導き出されます。
　このように、身近な事象やさまざまな情報から業界構造を分析し戦略を考えることは、リーダーにとって極めて重要です。日常業務に忙殺される

図表2-5 ● 病院薬剤師を取り巻くマクロ外部環境分析の事例

〔分析〕
- 病院数は10年前と比較して約6％も減少しているが、特に小規模（20～49床）施設における減少が著しく、その減少率は27％にも及ぶ。
- しかし、病床規模によっては増加しており、150～199床規模の施設における増加が15.7％と目立っている。
- 薬剤師数は2年間で8,766名増加しており、3.3％の増加率である。
- 病院勤務の薬剤師は1,677名の増加であり、増加率は3.3％、総数52,013名となっている。

〔推察される事象〕
- 施設数の減少と反し、病院勤務の薬剤師数は増加しており、単純に考えても1施設あたりの薬剤師数は増加していることが推察できる。
- その要因として、病院薬剤師の活躍の場が病棟などに拡大し、職能が広く認められてきている可能性がある。
- その背景には、強力な薬理作用を有する新薬の臨床応用、薬物療法の高度化に伴い医薬品関連のリスク管理の重要性があらためて認識されてきていることも一因と考えられる。

現実から一歩距離を置いたところから、薬剤師の職能や薬剤部門の責務について俯瞰的に眺めることも必要です。

　さらに、自身が勤務する病院の薬剤部門を振り返り、同様にミクロ（自らの周囲）の外部環境分析を実施することをお勧めします。この場合の外部環境とは、院内では薬剤部門を取り巻く院内の組織を指し、院外では病院薬剤部門のステークホルダー（病院の近くの薬局、地区薬剤師会などの利害関係者）を指します。ミクロ外部環境分析では、組織図上の位置づけやパワーバランス、具体的な利害などを網羅的に捉え、その1つひとつが病院薬剤部門にとって成長を促す要因になるか、阻害する要因になるかを見極めて対策を立てる工程が必要になります。

　ここでは、ハーバード大学のマイケル・ポーター教授が提唱したFive Forcesを活用して病院における薬剤部門を分析するとともに、競争力に関して解析してみたいと思います。それに先立って、まずはこの分析手法を簡単に解説します。Five Forcesは、業界の収益性を決める競争要因を

図表2-6 ●マイケル・ポーターによるFive Forcesのフレーム

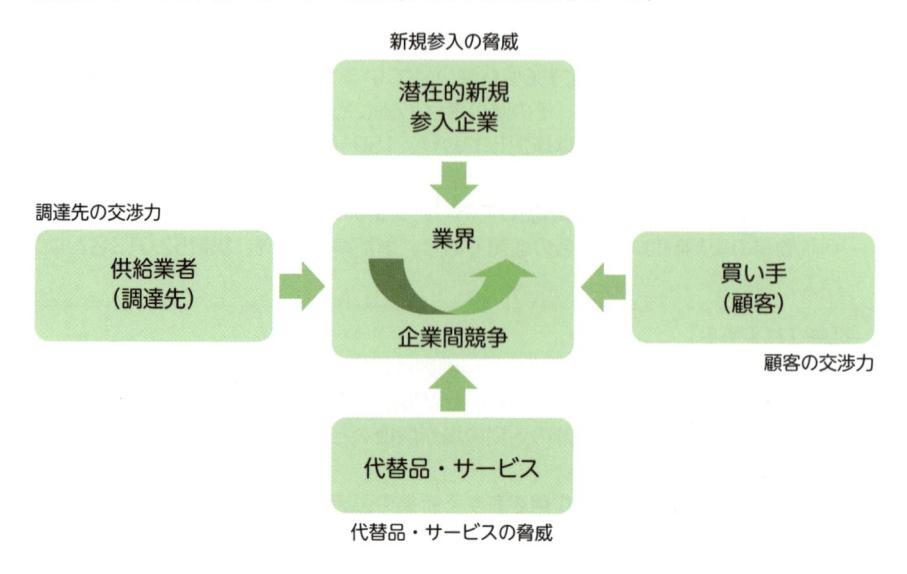

新規参入の脅威

潜在的新規参入企業

調達先の交渉力

供給業者（調達先） → 業界 企業間競争 ← 買い手（顧客）

顧客の交渉力

代替品・サービス

代替品・サービスの脅威

（出典：M.E.ポーター著『競争優位の戦略』）

5つに分類し、そこから業界の構造を分析する手法のことで、ポーターの著書により広く学会やビジネス界に知れ渡りました。5つの競争要因とは、「供給企業の交渉力」、「買い手の交渉力」、「競争企業間の敵対関係」という3つの内的要因と、「新規参入業者の脅威」および「代替品の脅威」という2つの外的要因を併せたものであり（図表2-6）、それぞれの競争力の度合いを測ることによって、当該業界の魅力度を測るフレームにもなります。

例えば、医薬品卸業界をFive Forcesを用いて簡単に分析してみると、概ね図表2-7のようになるでしょう。医薬品卸業界を取り巻く脅威が明確になり、極めて厳しい競争に直面していることが理解できます。本来ならば、周囲を取り巻く4つの視点には図表2-8に示す要因があり、さらに深く分析することによって精度は向上してくることも付け加えておきます。

図表2-7 ● 医薬品卸売業の業界構造分析

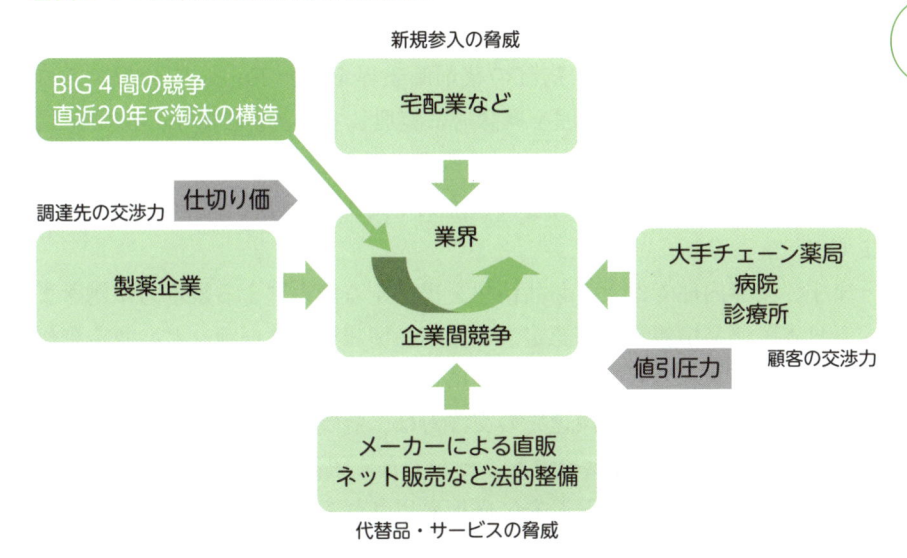

- BIG 4 間の競争 直近20年で淘汰の構造
- 新規参入の脅威：宅配業など
- 調達先の交渉力：製薬企業 → 仕切り価
- 業界 企業間競争
- 顧客の交渉力：大手チェーン薬局／病院／診療所 → 値引圧力
- 代替品・サービスの脅威：メーカーによる直販、ネット販売など法的整備

図表2-8 ● Five Forcesにおける交渉力および脅威の事例

調達先・供給企業（売り手）の交渉力	顧客（買い手）の交渉力
・代替製品の存在 ・調達先の集中比率 ・調達先の統合による規模拡大に伴う相対的脅威 ・販売価格に対する供給価格 ・販売量の多少による価格変動 　など	・交渉手段 ・相対的切り替えコスト ・情報力 ・顧客の統合に伴う規模拡大による相対的脅威の可能性 　など
新規参入の脅威	代替品・サービスの脅威
・流通経路 ・参入障壁の大小 ・製品差別化 ・切り替えコスト ・行政の方向性 　など	・代替品に対する買い手の動向 ・代替品の相対的プライス・パフォーマンス ・製品の差別化への認知度 ・買い手の切り替えコスト 　など

❹ 病院薬剤師がとるべき基本戦略

　ここで本題に戻ります。病院の薬剤師業界をFive Forcesで分析するにあたって、薬剤師の業務範囲を概念的に整理しておきましょう。本項では、病院薬剤師の業務を「広い意味での医薬品情報を提供する業務」として、医薬品関連業務における新規参入の脅威や交渉力の分析を試みることにします（図表2-9）。

　まず、業界内部では、医薬品情報を提供する能力による競争力が働きます。日本医薬品情報学会が認定する医薬品情報専門薬剤師など、認定資格を持つ薬剤師をどの程度育成するかによって、情報の提供能力には大きな差が出てくるでしょう。調達先の交渉力は、病院薬剤師（または情報提供に関する専門的職能）を供給することができる団体を想定して考えました。例えば、紹介予定派遣（派遣先に直接雇用されることを前提とした派遣契約。一定期間、派遣スタッフとして就業し〔最長6か月〕、派遣期間終了時に派遣者と派遣先の両者が合意すれば正社員・パートへ切り替わる）以外にも、病院薬剤師の人材派遣が全面解禁になる可能性を前提としたビジネスが出現する可能性まで追及してみました。顧客の交渉力は、医薬品情報の恩恵を受ける顧客の視点から考えるべきでしょう。新規参入の脅威としては、薬剤師が現在行っている医薬品情報提供業務に対して、他職種が行う医薬品関連業務が脅威となる可能性を網羅してみました。薬剤師が実施する医薬品情報提供業務の代替品またはサービスとしては、製薬会社の医薬情報担当者（MR）やITなどによる各種情報提供サービスが挙げられます。医師の医薬品情報の入手先は依然としてMRが多く、こういった職能や団体、サービスが代替サービスとして考えられます。ここでは一部のみの紹介に留まりますが、このような視点で薬剤師の職能に対する脅威を考え、それらサービスとの差別化を考えることが戦略の基本フレームとなります。

　例えば、薬剤師がリスクを事前に発見して処方を変更した実績や実例は、すべての方向からの脅威に対する差別化につながります。つまり、薬剤師ならではの視点で、安全性の向上や処方の適正化、薬物療法の質の向上に

図表2-9 ● 病院薬剤師業界の業界構造分析

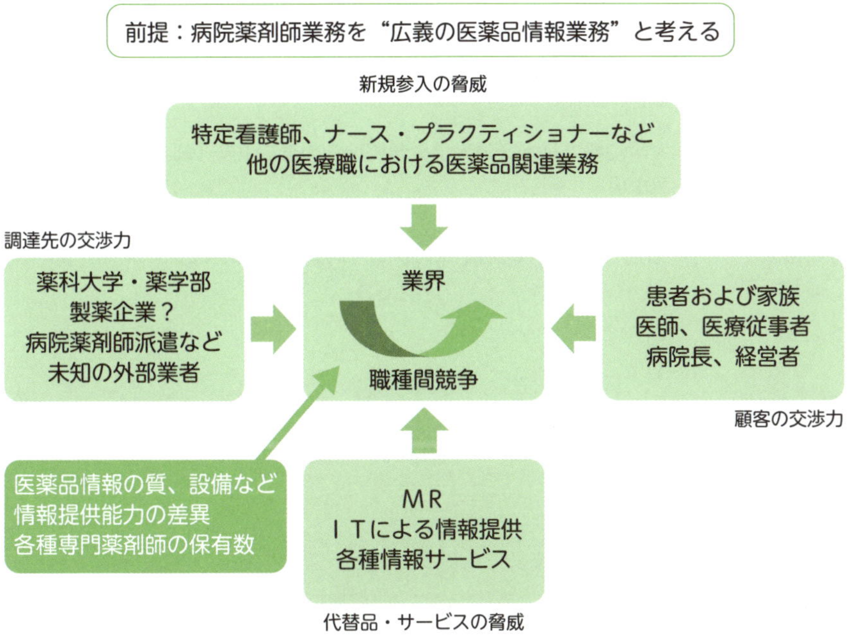

前提：病院薬剤師業務を"広義の医薬品情報業務"と考える

新規参入の脅威
- 特定看護師、ナース・プラクティショナーなど他の医療職における医薬品関連業務

調達先の交渉力
- 薬科大学・薬学部
- 製薬企業？
- 病院薬剤師派遣など未知の外部業者

業界 / 職種間競争

顧客の交渉力
- 患者および家族
- 医師、医療従事者
- 病院長、経営者

- 医薬品情報の質、設備など情報提供能力の差異
- 各種専門薬剤師の保有数

代替品・サービスの脅威
- MR
- ITによる情報提供
- 各種情報サービス

つながった事例は、ほかの方向からのサービスによる追随を許さない重要な職能なのです。また、薬剤師が薬物療法に介入したことによりリスクが回避された事例（いわゆるプレアボイド）も新規参入の脅威と十分に差別化することが可能です。さらに、持参薬の活用などは顧客にとって有益であり、これも外部からの脅威に対する差別化が可能な業務です。特に、持参薬の有効活用は、病院にとってコスト軽減対策の一環として重要な戦術でもあります。これらの業務は、特段目新しいものではなく、従来、薬剤師が病棟で地道に行ってきたものです。今後はこういった業務を基本戦略として、「量的拡大」、「質的拡大」、「成果の見える化」の3点を次なる戦略として検討すべきでしょう。すなわち、薬剤師が病棟に常駐することは戦略を実践する最大のチャンスであり、時宜を得たものでもあるのです。

◆参考文献

1 ）P.F.ドラッカー著，上田惇生訳：マネジメント〔上〕課題・責任・実践，pp42-48，ダイヤモンド社，2011年
2 ）赤瀬朋秀：病院薬剤部門におけるマネジメントの実践，薬局，57：2393-2399，2006年
3 ）日本経済大学大学院編：日本経済大学大学院開学記念論文集「創造的変革の探究」，pp235－260，2013年
4 ）薬事ハンドブック2012，pp275，じほう，2012年
5 ）M.E.ポーター著，土岐坤，中辻萬治，小野寺武夫訳：競争優位の戦略，pp7-15，1985年

第2章

薬剤部門マネジメントの実践 初級
薬剤師の業務と薬剤部門のマネジメント戦略

1

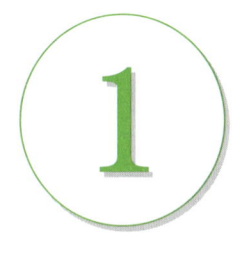

薬剤師業務の基礎知識

日常業務とコスト管理
　　　事例：総合相模更生病院

採用医薬品の管理──病院開設準備～開院6か月後
　　　事例：新百合ヶ丘総合病院

薬価改定と価格交渉
　　　事例：横浜総合病院

医薬品のリスクマネジメント
　　　事例：東住吉森本病院

日常業務とコスト管理
事例：総合相模更生病院
稲葉 健二郎（総合相模更生病院薬剤部部長）

1 医療政策のながれ——ふくらみ続ける医療費を抑えるには

　高度成長期につくられた国民皆保険制度は、分子標的治療薬などの抗がん剤に代表される新規高額医薬品の開発、医療技術の発展、少子高齢化、経済の低迷等の要因で財政破綻の危機に瀕しています。それに伴い、医療費の高騰が社会問題となり医療費の圧縮が重要な政策課題となっています。2012（平成24）年6月に厚生労働省より出された「薬価制度等関連資料」[1]で、2000（平成12）年度から2009（平成21）年度の推移を見てみると、国民医療費は30.1兆円から36.0兆円に、薬剤費も6.1兆円から8.0兆円に増えています（図表3-1）。これは、高齢化と医療技術の高度化による医療費全体の増加と、新規高額医薬品の開発による薬剤費の増加が要因と考えられます。

　そこで薬剤費を圧縮する政策として、平均薬価の引き下げ（薬価改定）が行われてきました。2000（平成12）年度には7.0％のマイナス改定が行われ、その後、2010（平成22）年度まで継続した4〜7％のマイナス改定が続いています。また、ジェネリック医薬品の使用促進に関する政策も行われています。

　2012（平成24）年6月に日本ジェネリック製薬協会が示した報告[2]では、ジェネリック医薬品の出荷数量ベースでの国内シェアは、2006（平成18）年度の16.9％から2010（平成22）年度は23.0％に増加しています。しかし厚生労働省のデータでは、国民医療費に占める薬剤費の割合は、2000（平成12）年度の20.2％から2009（平成21）年度は22.3％に上昇しています。ふくらんだ国民医療費を圧縮するには、薬剤費をどのように抑えるかが重要な課題になります。病院経営においても、薬剤の採用管理や在庫管理、医薬品の適正使用などによる薬剤費のコスト管理がより重要となってきており、薬剤部門の果たす役割は大きくなっています。

図表3-1 ● 医療費、薬価改定率、ジェネリック医薬品シェア率の推移

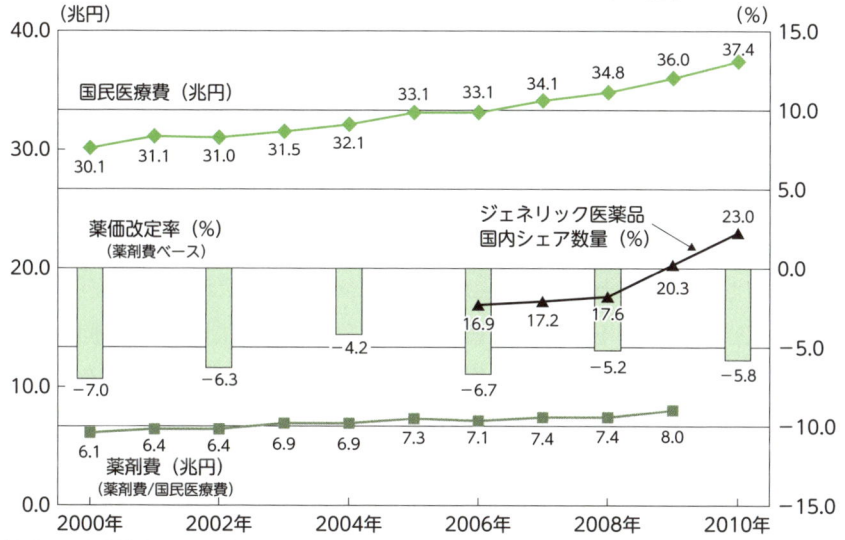

年	国民医療費（兆円）	薬価改定率（%）（薬剤費ベース）	ジェネリック医薬品国内シェア数量（%）	薬剤費（兆円）（薬剤費/国民医療費）
2000年	30.1	-7.0		6.1
2001年	31.1			6.4
2002年	31.0	-6.3		6.4
2003年	31.5			6.9
2004年	32.1	-4.2		6.9
2005年	33.1			7.3
2006年	33.1	-6.7	16.9	7.1
2007年	34.1		17.2	7.4
2008年	34.8	-5.2	17.6	7.4
2009年	36.0		20.3	8.0
2010年	37.4	-5.8	23.0	

（出典：厚生労働省、薬価制度等関連資料、日本ジェネリック製薬協会、お知らせのデータをもとに作成）

　一方、医療の高度化や複雑化に伴う業務の増大による医療現場の疲弊が指摘されるなど、医療のあり方が根本的に問われています。こうした現在の医療のあり方を大きく変える取り組みとして「チーム医療」に注目が集まり、厚生労働省医政局からは、2007（平成19）年に「病院薬剤師のあるべき業務と役割」[3]が、2010（平成22）年4月に「医療スタッフの協働・連携によるチーム医療の推進について」[4]（医政発0430第1号）が出され、医療の質向上および医師・看護師の負担軽減のために、薬剤師を積極的に活用する業務の具体例が示されました。

　さらに2012（平成24）年度の診療報酬改定では「病棟薬剤業務実施加算」が新設され、薬剤師の病棟薬剤業務に対して直接的な診療報酬の算定が認められました。病棟の日常業務でも、薬剤管理指導料や病棟業務実施加算等の薬剤師による直接的な収入が期待できます。

　医師・看護師等の負担軽減と医療の質向上、薬剤に関する院内の安全管理に資する役割まで考慮すると、薬剤部門のコスト管理は病院経営上重要となります。2008（平成20）年度に日本病院薬剤師会学術委員会学術第8

小委員会が行った「ファーマシューティカルケアの薬剤経済学的研究に関する検討」では、海外におけるファーマシューティカルケアや臨床薬学的介入により得られた臨床的および薬剤経済的アウトカムに関する文献調査結果が報告されています[5]。その結果一覧（抜粋）を図表3-2に示します。臨床薬剤師による介入として、処方内容・投与経路の最適化、有害事象の発見・回避、医薬品使用評価の実施、医師回診への同行、持参薬管理と退院指導、薬歴評価、医師・看護師および患者への医薬品情報提供、採用医薬品管理などが行われました。コストの経済評価は、コスト削減（薬物治療費の減額）とコスト増大の回避（有害事象や入院期間の延長の回避）でなされました。アウトカムは、医薬品費などの入院費用の削減、在院日数の短縮、再入院率の低下、死亡率の低下、有害事象の回避など、患者が受ける治療上の利益が示されています。国内においても、薬剤師の介入効果に関する論文報告があり、一部エビデンスが出始めています。病棟業務実施加算が認められことで、今後、臨床薬剤師の介入による効果を、直接的な診療報酬による増収や在庫管理などによる経費削減ばかりではなく、在院日数の短縮、治癒率の向上、死亡率の低下、有害事象の回避、その他患者のQOLの向上など社会的視点から、より価値のあるエビデンスとして示していくことが重要となります。そのためにも、経済評価に基づいて合理的に説明できる業務展開が非常に重要となります。

そこで本節では、これまでの病院薬剤師業務の変遷と今求められている業務を解説し、いくつかの薬剤師の日常業務に関して、その意義と薬剤師の役割、経済効果とコスト管理について解説します。

❷ 病院薬剤師業務の変遷

これまでの病院薬剤師業務の変遷を図表3-3に示します。かつて標準的な病院薬剤師の業務は、「医薬品の購入・在庫管理・供給」、「外来患者と入院患者の調剤」、「院内製剤」、「医薬品情報管理」などが中心であり、医師の処方・指示や添付文書に依存し、調剤を主体とした技術的業務を行う調剤主体世代（第Ⅰ世代）でした。

その後、院外処方箋の発行が進み、薬剤管理指導や無菌調製などの業務

図表3-2 ● 病院における臨床薬剤師による介入の薬剤経済効果（抜粋）

文献	研究施設（実施国）	介入内容	介入回数、患者人数	研究期間（調査年）	研究デザイン	評価法[a]	費用の指標	費用以外の指標	アウトカム
McMullin et al. 1999	大学病院（米国）	医薬品プロファイルのレビュー、コスト削減に向けた提唱	259回	30か月（1997）	前向きランダム化試験	CMA	医薬品、臨床薬剤師の活動時間	在院日数、入院患者の死亡、30日以内の再入院、注射薬治療再開の必要性	$86,000削減。1年換算して当該病棟で$86,000、病院全体で$301,000削減に相当。在院日数、死亡率および再入院率への影響なし。
Baldinger et al. 1997	地域教育病院ICU（米国）	回診に同行、治療変更の助言	193回	8週（1996）	前向きケースシリーズ	CBA	医薬品、使用した検査、臨床薬剤師の俸給	（なし）	$3,218削減。1年換算して$25,140削減。
Gandhi et al. 2001	急性期救急病院CCU（米国）	回診に同行	2,879名	9か月を3期間（1999）	前後比較研究	CBA	医薬品	在院日数、死亡率	介入期間中に$192,681削減。1年換算して$372,384削減に相当。
Boyko et al. 1997	3次医療の教育病院（米国）	回診に同行、医薬品情報の提供、薬物治療の相談、治療変更の提案	867名	9か月（1994～1995）	前向き盲検化コホート研究	CBA	薬剤と病院での費用	在院日数	各介入の平均で医薬品費$301、病院介入$1,654を削減（臨床薬剤師の人件費を考慮せず）。在院日数を1.3日短縮。
Olson et al. 2005	大学教育病院（カナダ）	有害事象回避を目的とした介入（オーダー修正、投与量変更、医薬品情報の提供）	37回	3か月（2001）	ケースシリーズ、感度分析を含む	CEA	医薬品、介入による費用増大の量化（推測）	有害事象の回避	$13,798削減。1年換算して$16,557削減に相当。
Leape at al. 1999	教育病院ICU（介入群）とCCU（対照群）（米国）	副作用回避を目的に回診に同行、主に投与量変更や治療薬追加	362回、125名	26週と40週（1995）	前後比較研究	CEA、CBA	回避できた副作用の数と量化	有害事象の回避	有害事象58件の回避。1年換算して$270,000削減に相当。
Kucukarslan et al. 2003	総合病院の一般病床の一つ（米国）	処方エラーの回避を目的とした処方レビュー	147回、165名	3か月（2000）	後向きコホート研究	CEA	回避できた有害事象の件数、在院日数、治療への反応率	回避可能な有害事象を78％低減。医薬品費、在院日数、症状改善までの期間および再入院率は不変。
Van den Bemt et al. 2002	教育病院と総合病院1施設（オランダ）	処方エラーの回避を目的とした処方レビュー	351処方	連続5日（2002）	前向きケースシリーズ、感度分析を含む	CBA	医薬品、診断、処方、治療介入、看護師、医薬剤師、助手の作業時間	有害事象の回避	18,252件の処方エラーを回避。9,582€（$8,657）削減。1年換算で$479,000€（$432,830）削減に相当[b]。
Fraser et al. 1997	3次医療の教育病院（米国）	抗菌薬治療の最適化のための診療録レビュー	225名	3か月（1997）	前向きランダム化比較試験	CMA	抗菌薬	臨床的および微生物学的アウトカム	1患者1入院あたり$386.80削減。1年換算で$390,000削減に相当。抗菌薬の使用量の減少（注射薬まで3.43DDD、抗菌治療日数で1.41日）。
Gums et al. 1999	地域病院（米国）	抗菌薬治療の最適化	238回	18か月（1999）	前向きランダム化臨床試験	CMA	抗菌薬、検査、薬物治療、部屋、委員会	在院日数	1介入あたり患者請求額$4,404、患者コスト$2,642（中央値）の差異。人件費は年推定$21,000。

a) : CMA：費用最小化分析、CBA：費用便益分析、CEA：費用効果分析
b) : 2002年当時のレート：$1＝1,106 9 ¢

（出典：平成20年度学術委員会学術第8小委員会、ファーマシューティカルケアの薬剤経済学的研究に関する研究、日本病院薬剤師会雑誌より改編）

図表3-3 ● 病院薬剤師業務の変遷

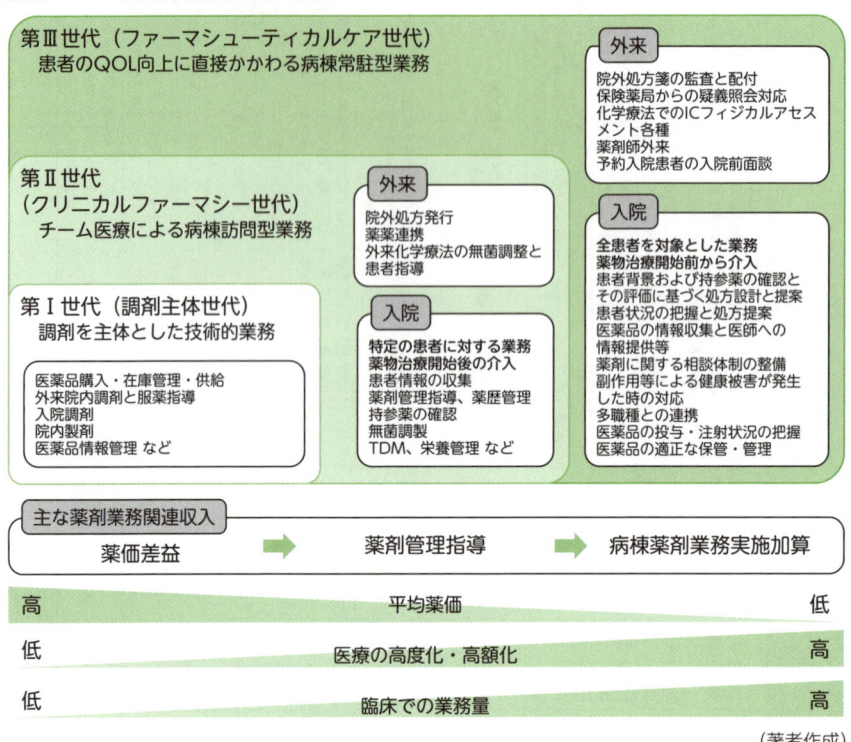

第Ⅲ世代（ファーマシューティカルケア世代）
患者のQOL向上に直接かかわる病棟常駐型業務

外来
- 院外処方箋の監査と配付
- 保険薬局からの疑義照会対応
- 化学療法でのICフィジカルアセスメント各種
- 薬剤師外来
- 予約入院患者の入院前面談

第Ⅱ世代（クリニカルファーマシー世代）
チーム医療による病棟訪問型業務

外来
- 院外処方発行
- 薬薬連携
- 外来化学療法の無菌調整と患者指導

入院
- 全患者を対象とした業務
- 薬物治療開始前から介入
- 患者背景および持参薬の確認とその評価に基づく処方設計と提案
- 患者状況の把握と処方提案
- 医薬品の情報収集と医師への情報提供等
- 薬剤に関する相談体制の整備
- 副作用等による健康被害が発生した時の対応
- 多職種との連携
- 医薬品の投与・注射状況の把握
- 医薬品の適正な保管・管理

第Ⅰ世代（調剤主体世代）
調剤を主体とした技術的業務

- 医薬品購入・在庫管理・供給
- 外来院内調剤と服薬指導
- 入院調剤
- 院内製剤
- 医薬品情報管理 など

入院
- 特定の患者に対する業務
- 薬物治療開始後の介入
- 患者情報の収集
- 薬剤管理指導、薬歴管理
- 持参薬の確認
- 無菌調製
- TDM、栄養管理 など

主な薬剤業務関連収入
薬価差益 ➡ 薬剤管理指導 ➡ 病棟薬剤業務実施加算

高	平均薬価	低
低	医療の高度化・高額化	高
低	臨床での業務量	高

（著者作成）

に診療報酬が認められたことから、主に投薬以後における患者への業務である「薬剤管理指導業務」（薬歴の確認、処方内容の確認、ハイリスク薬・麻薬等への対応、患者指導）や「TDM」、「栄養管理」、「外来化学療法の無菌調製」などを行うようになり、患者個々の情報を活用することでチーム医療による病棟訪問型の業務を行うクリニカルファーマシー世代（第Ⅱ世代）へと発展してきました。

現在では、病棟薬剤業務実施加算が入院基本料に加算されたことにより、限られた患者を対象としてきた病棟業務は、全入院患者が対象となりました。主に投薬以降の患者への業務である「薬剤管理指導業務」中心であったものが、投薬前も含めた「病棟薬剤業務」（入院時の患者情報・持参薬情報の管理、患者情報の把握と処方設計、投与前の相互作用確認、投与前

の説明・インフォームドコンセント、投与ルート・剤形の最適化、副作用・効果モニタリング、医療機関内外の副作用・インシデント情報の管理、薬剤に関する相談体制の整備）まで行うようになりました。治療開始前から投与後のモニタリングまで、積極的に薬物治療に貢献し、患者のQOL向上に直接かかわる病棟常駐型業務を行うファーマシューティカルケア世代（第Ⅲ世代）へ発展しようとしています。

　発展の背景には、医薬品の高度化に伴う安全管理の難しさや重要性、効果の高い医薬品の増加による副作用への懸念と、それに伴う医師・看護師の負担増加などがあります。その解決方法として、薬剤の専門家である薬剤師が医薬品の安全管理に貢献することが求められているのです。

❸ 病院薬剤師の日常業務

　これからの病院薬剤師の日常業務を、図表3-4に示しました。医薬品の採用・在庫管理、患者背景に合わせた持参薬の再評価と管理、患者状況の把握と処方設計、調剤と院内製剤、服薬指導と副作用・効果・コンプライアンスのモニタリングなどの業務を一元管理し、シームレスに推進することが重要です。

　病院薬剤師の業務は病棟薬剤業務中心にシフトしていますが、薬剤部門の根幹となる業務は医薬品の採用と購入、在庫管理、供給業務です。これらの業務は今までは、調剤業務により得られる使用数量ベースの情報と、医師の薬物治療上の要望、および製薬会社など外部からもたらされる医薬品情報をもとに行われていました。今後は、薬剤師が自施設の薬物治療の状況に合わせて管理を行うことが重要となります。

　また、院内で採用できる医薬品は、安全管理および在庫管理の観点から数を絞ることが望ましく、必要性の低い薬剤は整理する必要があります。そのためには、一連の病棟薬剤業務で得られる患者の薬物治療の情報も踏まえ、採用管理と在庫管理を行うことがより精度の高いコスト管理につながります。本項では、日常業務におけるコスト管理として、医薬品情報管理業務、薬剤管理指導業務、病棟薬剤業務、持参薬管理業務、院外処方箋監査と疑義照会対応業務について解説します。

図表3-4 ● 病院薬剤師の日常業務

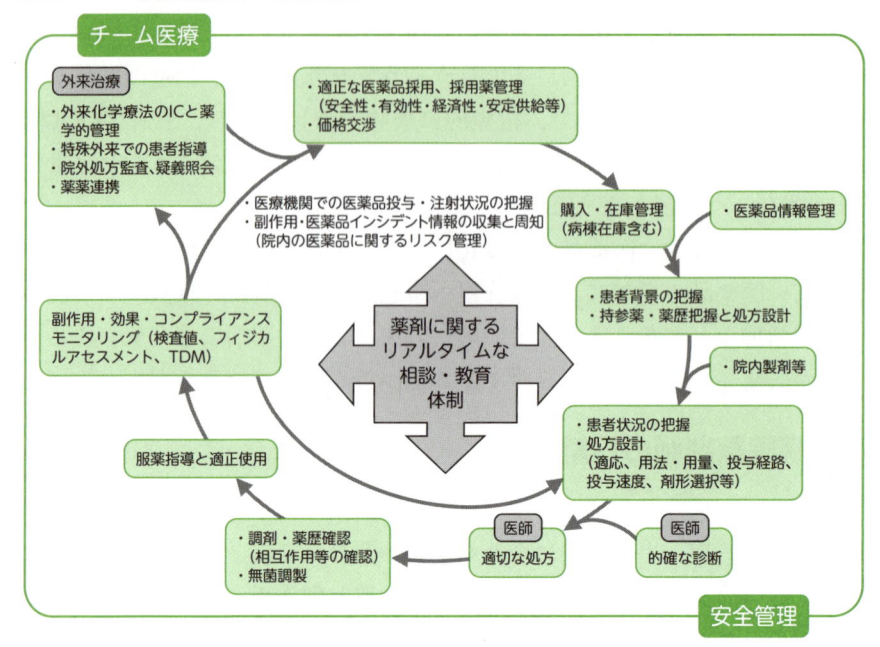

```
                    チーム医療

  ┌外来治療──────┐      ・適正な医薬品採用、採用薬管理
  │・外来化学療法のICと薬│        (安全性・有効性・経済性・安定供給等)
  │ 学的管理      │      ・価格交渉
  │・特殊外来での患者指導 │
  │・院外処方監査、疑義照会│
  │・薬薬連携      │
  └─────────┘
              ・医療機関での医薬品投与・注射状況の把握    購入・在庫管理        ・医薬品情報管理
              ・副作用・医薬品インシデント情報の収集と周知  (病棟在庫含む)
               (院内の医薬品に関するリスク管理)

  副作用・効果・コンプライアンス           薬剤に関する          ・患者背景の把握
  モニタリング(検査値、フィジ           リアルタイムな          ・持参薬・薬歴把握と処方設計
  カルアセスメント、TDM)             相談・教育
                             体制                 ・院内製剤等

                                        ・患者状況の把握
  服薬指導と適正使用                          ・処方設計
                                         (適応、用法・用量、投与経路、
                                         投与速度、剤形選択等)

              ・調剤・薬歴確認         医師              医師
               (相互作用等の確認)      適切な処方          的確な診断
              ・無菌調製
                                                        安全管理
```

(著者作成)

(1)医薬品情報管理業務

①業務の意義と薬剤師の役割

　病棟薬剤業務実施加算の算定要件を見ると、医薬品情報管理室担当者が行うべき業務は、「自施設での医薬品の使用状況、副作用・インシデント等の発生情報、外部から入手した医薬品の有効性・安全性・品質・インシデント等の情報を積極的に収集・評価するとともに一元的に管理し、病棟担当薬剤師や関係する医療従事者に速やかに周知すること」とあります。特に重要な医薬品安全性情報等を把握した際には、当該の医薬品を処方した医師と処方された患者（外来も含む）に必要な措置を迅速に講じることとされています。つまり、病院全体のさまざまな情報を集約する薬剤部門の医薬品情報管理業務は、医療安全と医薬品の適正使用をより確実に推進するための要となります。

②経済効果とコスト管理

　直接的に医薬品情報管理業務に対する診療報酬はありませんが、こうした機能を薬剤部門が持つことが薬剤管理指導や病棟薬剤業務実施加算の算定要件の必須項目となっています。

(2)薬剤管理指導業務
①業務の意義と薬剤師の役割

　主に投薬以降の患者に対する業務です。患者の状態や治療の状況などを把握した上で服薬指導を行い、服薬への理解の確認、服薬の評価、効果・副作用の評価、患者の不安や訴えに対応しながらその後の経過をモニタリングしていくことは、患者のコンプライアンスの向上だけでなく、治療の質向上・副作用防止など患者のQOL向上につながります[6]。具体的な薬剤管理指導業務として、薬歴の管理、処方内容の確認、ハイリスク薬・医療用麻薬等への対応、患者への説明と指導等、退院時指導、薬剤管理指導記録簿の作成などを行っています。

　全国都市立病院薬局長協議会に加入する115施設を対象に調査した結果、薬剤師1人あたりの薬剤管理指導件数が高い病院は、低い病院に比べて「入院患者の配薬」、「与薬カートへの薬のセット」、「全患者の持参薬への関与」、「一部の外来患者の指導」などの業務実施率が有意に高く、厚生労働省への副作用報告件数が有意に多かったことから、医療安全に対する意識が高い傾向にあるという報告があります[7]。また、薬剤管理指導件数が増えるほど院内の薬剤関連インシデントが減少し、薬剤師の病棟常駐が医療安全に貢献するという報告もあります[8]。

　つまり、患者それぞれに対して薬剤管理指導を充実させていくことは、病棟薬剤業務の推進にもつながり、直接的な患者のQOL向上だけではなく、薬剤性の合併症の減少と、医療事故・過誤の減少による病院経営や医療経済への貢献にもつながります。

②経済効果とコスト管理

　現在、薬剤管理指導料として診療報酬で認められているものは、薬剤管理指導料1、2、3、麻薬管理指導加算、退院時薬剤情報管理指導料であ

り、患者の安全管理と医薬品の適正使用、病院経営に大きく貢献しています。薬剤管理指導がもたらす経済効果に関する報告として、薬剤管理指導により生じた疑義照会によって薬剤費が削減されたというものがあります[9]。

　経済効果を評価する場合、直接的な収入が得られる診療報酬の金額ばかりではなく、リスク管理の視点、疾病管理の視点、医療の質向上の視点、医師など他職種の負担軽減の視点、患者のQOL向上の視点、薬剤の適正使用による医療費削減の視点など、さまざまな付加価値を加味する必要があります。しかし、薬剤師の人数や人件費の問題から、調剤等の薬剤部門内を中心とした業務の合間に患者のもとへ出向き、薬の飲み方などを説明することが主な業務になってしまっている医療機関も少なくありません。

　本来の患者の安全管理と医薬品の適正使用を推進するためには、費用対効果を直接的な診療報酬額収入と人件費で測るのではなく、人員を充足し、可能な限り病棟に常駐し、病棟薬剤業務（次項参照）とともに薬剤管理指導を行うことが重要になります。

⑶ 病棟薬剤業務

① 業務の意義と薬剤師の役割

　薬剤師の病棟業務内容と目的は、日本病院薬剤師会により「薬剤師の病棟業務の進め方（Ver.1.1）」として示されています[10]。その中で目標としているアウトカムを図表3-5に示します。

　a）は、医師と協働で患者の基礎情報および身体状況等を把握し、持参薬も含めた処方設計、投与後のモニタリング結果をもとに再度処方設計を行うことで、医薬品の有効性と安全性を患者ごとに最大限に引き出すこと

図表3-5 ● 薬剤師の病棟薬剤業務において目標とするアウトカム

a）入院患者に対する最適な薬物治療の実施による有効性・安全性の向上
b）疾患の治癒・改善・精神的安定を含めた患者のQOLの向上
c）医薬品の適正使用の推進による治療効果の向上と副作用の防止による患者利益への貢献
d）病棟における薬剤に関するインシデント・アクシデントの減少
e）薬剤師の専門性を活かしたチーム医療の推進

を目的としています。

b）は、個々の患者の治療効果および安全性を向上することに加え、患者の意志・意見を尊重し治療に反映することで、QOLの向上を目的としています。

c）は、自施設での医薬品の投薬・注射状況と医薬品安全性情報等を把握し、医療従事者への周知ならびに相談に応じることにより、主に院内全体の治療効果の向上と副作用の防止を目的としています。

d）は、病棟での医薬品管理・使用に関するリスクマネジメントを行い、医療事故を防止し、医療安全を確保することを目的としています。

e）は、各種学会および職能団体などが設置している専門薬剤師制度を活用することで、専門分野に特化した薬剤師を育成し、がん化学療法、緩和医療、感染制御、栄養管理などのチーム医療を推進することを目的としています。

今後、これらの目標がどのように達成されているかをエビデンスで示し、勤務医等の負担軽減に役立っているか、医療の質がどう変わったか、薬物治療の安全性が向上したかを評価していくことが重要となります。具体的な病棟業務内容等は図表3-6に示します。

②経済効果とコスト管理

2012（平成24）年度の診療報酬改定で、薬剤師が病棟に常駐し業務を行うことに対する評価として、病棟薬剤業務実施加算100点（週1回）が新設されました。筆者が勤める総合相模更生病院の場合、一般病床数（168床）の入院延患者数が月平均4,300人程度、平均在院日数は約2週間なので、年間で1,000万円程度の増収が見込めます。病棟常駐による薬剤管理指導料の増加分も含めると、直接的に大幅な増収につながります。

また、医薬品による医療事故や患者の副作用の重篤化が起きた場合、その治療費用、訴訟費用、賠償費用、対応するスタッフの人件費などの直接的な費用ばかりでなく、その後の患者の減少やスタッフの心的疲弊、職場環境の悪化などの間接的な影響を含めると、病院経営に与える影響は非常に大きく[11]、そのリスクを回避するためにも、病棟業務の価値は大きいと考えるべきです。

図表3-6 ●病棟業務実施加算の概要

診療報酬	100点（週1回）入院基本料等加算
算定要件	・すべての病棟に入院中の患者の、入院基本料に加算する。ただし、療養病棟または精神病棟に入院している患者については、入院した日から起算して4週を限度とする。 ・薬剤師が病棟において、医師・看護師等の負担軽減および薬物治療の質の向上に資する病棟薬剤業務を20時間/週以上実施している場合に算定する。 ・病棟薬剤業務日誌を作成し、5年間保存する。 ・患者の薬物治療に直接的にかかわる業務は、可能な限り、その実施内容を診療録にも記録する。 ・病棟専任薬剤師の氏名を病棟内に掲示する。
病棟薬剤業務内容	・当該保険医療機関における医薬品の投薬・注射状況の把握。 ・当該保険医療機関で使用している医薬品の医薬品安全性情報等の把握および周知並びに医療従事者からの相談応需。 ・入院時の持参薬の確認および服薬計画の提案。 ・2種以上（注射薬および内服薬を1種以上含む）の薬剤を同時に投与する場合における投与前の相互作用の確認。 ・患者等に対するハイリスク薬等に係る投与前の詳細な説明。 ・薬剤の投与にあたり、流量または投与量の計算等の実施。 ・その他、必要に応じ、医政局長通知で定める業務。 ・医薬品情報の収集、抗がん剤の無菌調製など、内容によっては、必ずしも病棟において実施されるものではない。
施設基準	・薬剤師が病棟において、医師・看護師等の負担軽減および薬物治療の質の向上に資する病棟薬剤業務を実施するにあたって20時間/週以上を確保できる体制を有していること。 ・病棟ごとに専任の薬剤師を配置していること。 ・医薬品情報の収集および伝達を行うための専用施設を有していること。 ・当該医療機関における医薬品の使用状況を把握するとともに、医薬品の安全性に係る重要な情報を把握した際に、速やかに必要な措置を講ずる体制を有していること。 ・病院勤務医の負担の軽減および処遇の改善に資する体制が整備されていること。 ・薬剤管理指導料に係る届出を行った保険医療機関であること。

● 事例病院DATA

社会福祉法人相模更生会 総合相模更生病院
住　　所：神奈川県相模原市中央区小山3429
病床数：225床（一般168床〔うち亜急性期16床〕、介護57床）
診療科：内科、外科、産婦人科、小児科、整形外科、耳鼻咽喉科、眼科、放射線科、皮膚科、麻酔科
薬剤師：12名

(4) 持参薬管理

① 業務の意義と薬剤師の役割

　持参薬は、医師の負担軽減（入院時の基礎疾患に対する処方設計負担の軽減など）、医療資源の有効活用や患者負担の軽減という観点で、その有効利用は非常に有意義です。しかし使用に際しては、自宅等での保管状況、期限管理、持参薬の確認工程の煩雑さ、不慣れな医薬品の使用によるリスクなど、さまざまな問題が挙げられます。また、入院患者の持参薬への情報不足による死亡事故も発生しており、適正な管理体制が必要です。入院患者が一般用医薬品の服用やいわゆる健康食品を摂取しているケースもあり、これらも確認が求められます。

　病院薬剤師は、持参薬の確認、服薬計画の提案、医師の指示確認、持参薬がなくなる際の継続処方設計、出血を伴う手術・検査の際のハイリスク薬の休薬提案、処方薬との重複投与・相互作用情報など、必要な情報を医師等に提供し、服薬管理することで医療事故の防止を図るべきです。

② 経済効果とコスト管理

　薬剤部門で持参薬を適正に管理し、有効利用することで、多くの効果が期待できます。まず1つめは経済効果です。これまでに持参薬を有効利用することで薬剤費の抑制につながった事例が多数報告されています[12, 13, 14]。特にDPC（Diagnosis Procedure Combination：診断群分類）にもとづく包括支払制度導入下では、持参薬は医薬品費の抑制コストと考えることができ、経済効果が期待できます。

　総合相模更生病院において、2012（平成24）年12月から2013（平成25）

年2月までの3か月間、入院中に使用した持参薬の種類と総額（薬価ベース）を算出したところ、12月は297品目40.0万円、1月は318品目43.4万円、2月は353品目63.7万円でした。これは、内服・外用薬の購入金額（薬価ベース）の約10%に相当します。総合相模更生病院はDPCを導入していないため、持参薬の使用による経済効果を考える場合、医薬品購入で生じる薬価差益収入とのバランスが重要となりますが、薬価の低下などによる薬価差益の減少、消費税の増税、余分な在庫品目・在庫量増加のリスクを考えると、経済効果はあると考えられます。また、眼科、整形外科など診療科によっては、入院治療の主疾患ではない基礎疾患に対する持参薬も多いため、持参薬の安全な使用と管理は、患者の安定した薬物治療の継続と主治医の主疾患以外の処方設計にかかる負担を大きく減らしています。

しかし、持参薬を安全に使用するためには、さまざまな工夫と業務が必要です。その費用対効果を日常的にモニタリングし、分析することが重要となります。総合相模更生病院では持参薬の確認作業、服薬計画の立案、医師の承認、再分包に毎月50時間程度かかっています。業務量の集計のために余分な業務が発生してしまうこともよくありますが、負担軽減のために薬剤管理指導業務総合支援システム「Medistep21[*1]」を導入しています。本システムを使用することで効率的な持参薬の確認作業ができ、さらに作成した確認書を医師がオーダリング上で確認し、継続等の指示を入れることができます。また、使用した持参薬の件数、剤数および薬価ベースでの金額も簡単に集計できます。持参薬をより有効に利用するためには、医師、看護師、薬剤師それぞれの負担を軽減することが重要なのです。

(5) 院外処方箋監査と疑義照会への対応
①業務の意義と薬剤師の役割

2002（平成14）年に東京都内にある200床未満の病院355施設の病院長宛に実施したアンケート結果報告[15]では、回答が得られた50施設のうち、外

---

* 1　Medistep21：株式会社ナノメディカルの薬剤管理指導業務総合支援システム。日本病院薬剤師会・学術小委員会が行った「薬剤管理指導業務支援システムの調査・研究」の成果をもとに開発されている。

> **キーワード● 薬価差益**
>
> 薬価基準による公定価格と、病院や薬局が実際に購入する価格との差額のこと。病院や薬局は医薬品卸と価格交渉を行うことで、薬価よりも低い価格で医薬品を購入することができる。各卸によってその価格は異なり、病院や薬局は、薬価よりも低額で購入すればするほど薬価差益は大きくなる。薬価改定は、こうした偏りを緩和するための取り組みでもある。

来調剤を行っていた施設が18施設あったにもかかわらず、今後も注力すべきと回答した施設は1施設のみでした。このことから、外来患者の調剤業務はさらに院外の保険薬局にシフトしていくと分析されました。

2011（平成23）年に行われた厚生労働省の社会医療診療行為別調査結果によると、病院の院外処方率は71.6％（診療所63.0％、総数65.3％）に達しています。しかし、院内で行っていた外来調剤を院外処方箋に切り替える際、ほとんどの施設では、外来調剤を行っていた人員を削減するか入院業務に振り分けてしまっています。その結果、総合相模更生病院では院外処方箋の発行は外来部門で事務員や看護師によって片手間で行われ、処方箋内容の監査を行わないことによる不備が医療安全、患者サービス（保険薬局での疑義照会による待ち時間の増加など）の低下につながっています。

2013（平成25）年1月に総合相模更生病院で行った主要保険薬局への調査では、院外処方箋（5,874枚）のうち、当該薬局で受け付けた処方箋が66.4％（3,901枚）であり、そのうち不備処方箋は24.0％（936枚）、実際に疑義照会を必要とした処方箋は3.5％（135枚）でした。2012（平成24）年2月に日本薬剤師会が行った「平成22年度薬剤服用歴の活用、疑義照会実態調査」の結果[16]でも、2週間の調査期間内で応需された処方箋（平均402.6枚）のうち実際に疑義照会を行った処方箋は3.15％（平均12.7枚）でした。また、同調査結果によると疑義照会にかかった時間は中央値で5分程度でしたが、最大値は90分に達する例もありました。疑義内容は「用法」、「処方意図」、「記載漏れ・判読不能」、「投与日数・投与量等」でした。

このような実態から、不備処方箋による医療事故へのリスク、疑義照会

による待ち時間増加などを含む患者サービスの低下が問題となっていることは明らかです。問題改善のためには、病院の薬剤部門による院外処方箋の監査と交付、保険薬局からの疑義照会の受け付けと対応、医師への情報提供などが有効になります。

②経済効果とコスト管理

　薬剤部門が院外処方箋の監査その他を担当することで、医師・外来スタッフの負担を減らして本来行うべき業務に専念させ、外来での円滑な診療と患者対応を図ることができます。これは経費削減と収益増加につながります。また、処方監査、診療記録（カルテ）および診療報酬明細書（レセプト）の監査等にもとづく医師への疑義照会や情報提供が診療報酬の査定低減につながることが複数報告されています[17, 18]。1993（平成5）年度に44.6%であった薬剤費査定率（薬剤費査定点数/総査定点数×100）が、2002（平成14）年度には9.0%まで有意に減少した報告もあります[19]。病棟業務、服薬指導および疑義照会等を通じて薬剤師が得た情報を用いて、医事課と協働でレセプト監査を行うことで、医事課だけでは防げなかった査定を減らすことができます。

❹ 薬剤師の本来業務と役割を踏まえた人員配置、実施率

　2007（平成19）年の厚生労働省の実態調査[3]では、薬剤師数の増加に伴って、すべてまたは一部の入院患者に対する持参薬管理の実施割合が高くなったという結果が出ています。

　また、日本病院薬剤師会学術委員会学術第9小委員会が行った「ファーマシューティカルケアの薬剤経済学的研究に関する検討」では、病院薬剤部の人員配置と診療報酬の金額の関係が報告されています[20]。薬剤部門の人員配置を1人、2～4人、5～9人、10人以上に区分けし、診療報酬の評価項目として入院調剤技術基本料、薬剤情報提供料、無菌製剤処理加算、外来化学療法加算、薬剤管理指導料、薬剤管理指導料の退院時加算と麻薬指導加算、訪問薬剤管理指導および居宅療養管理指導を調査しています。

　例えば薬剤師が10人ほどの規模の病院では、（施設の診療・運営状況や薬剤部門の機能性などの条件が合えば）薬剤師が1人増えると、薬剤管理

指導料の増加などにより、診療報酬が約180,000円/月高くなることが示されています。また、病棟薬剤業務実施加算も直接的収入につながりますが、その施設基準は、「薬剤師が病棟において、医師・看護師等の負担軽減および薬物治療の質の向上に資する病棟薬剤業務を実施するにあたって、病棟ごとに専任の薬剤師を配置し、各病棟20時間/週以上を確保できる体制を有していること」となっています。業務に従事する実務時間のほか、医薬品情報の収集・管理体制、特に安全性情報に対する院内の体制、医師の負担軽減・処遇改善に対する体制等が規定されており、薬剤師の人員定数の問題、院内での多職種連携のあり方、医師の労働環境の見直しなどを整備する必要があります。

❺ トータルなコスト評価が経営基盤の安定をもたらす

近年、病院薬剤師の業務は増大し、高度化しています。それに伴って薬剤師が主にかかわる医業収益の構造が、薬価の低下による差益の圧縮、DPC制度の導入、病棟関連業務の点数化により、物質的管理から患者貢献へ変化してきています。直接的に収入が得られる業務のコスト管理が重要なのはいうまでもありませんが、その他の医薬品を直接取り扱う業務等（医薬品の購入・管理、医薬品情報管理、安全管理、調剤、製剤など）は薬剤師が本来担う最も重要な業務であり、診療報酬上では包括化されていても診療による病院収入を支える根幹と考えるべきです。

今後、薬剤師業務は、直接的にもしくは医師等の負担を軽減することにより、医薬品の適正使用と適正管理を推進し、副作用の防止と患者のQOLの明確な向上、医療の質と安全性の確保、病院財務に大きく貢献することができます。各医療機関が、患者に安心で安全な医療を提供する体制をつくり、経営基盤を安定化するためには、薬剤師を施設内の医薬品にかかわる業務すべての管理者と位置づけ、薬剤師の人員定数および人件費等を薬剤師の直接的な診療報酬額のみで評価するのではなく、トータルにコストとして評価し、管理していくべきでしょう。

◆参考文献
1）厚生労働省：薬価制度等関連資料，中医協 薬-2，2012年6月6日
2）日本ジェネリック製薬協会：お知らせ，2012年6月14日
3）厚生労働省：病院における薬剤師の業務及び人員配置に関する検討会報告書，厚生労働省医政局総務課，2007年8月10日
4）厚生労働省医政局長：医療スタッフの協働・連携によるチーム医療の推進について，医政発0430第1号，2010年4月30日
5）川上純一ほか：平成20年度学術委員会学術第8小委員会：ファーマシューティカルケアの薬剤経済学的研究に関する検討，日本病院薬剤師会雑誌，1026-1030，2008年
6）林昌洋：薬剤管理指導業務の成果の集約，月刊薬事，45，479-483，2003年
7）田中恒明ほか：病院薬剤師の臨床業務量の差がチーム医療に及ぼす影響，日本病院薬剤師会雑誌，48，735-738，2012年
8）木幡華子ほか：薬剤師の病棟配置が薬物治療の質および医療安全に与える影響，日本病院薬剤師会雑誌，48，173-176，2012年
9）伊勢雄也，片山志郎：入院患者に関わる薬剤師業務の経済的評価，月刊薬事，53，209-212，2011年
10）日本病院薬剤師会：薬剤師の病棟業務の進め方（Ver.1.1），一般社団法人日本病院薬剤師会，2013年2月
11）赤瀬朋秀，磯貝行秀：医療事故に伴う病院の経済的損失に関する調査研究，月刊保険診療，60，81-85，2005年
12）伊勢雄也，中島基広，片山志郎：持参薬チェックによる医療費の節減効果，薬局 61（9），49-53，2010年
13）岡田浩司ほか：持参薬加工の業務分析と医療費節減および適正使用への貢献の評価，日本病院薬剤師会雑誌，48，1103-1106，2012年
14）松本健吾ほか：持参薬管理業務による薬剤費の節減効果，九州薬学会会誌，53，39-41，2011年
15）赤瀬朋秀，高橋 進：都心部の中小病院病院長の薬剤業務に対する意識調査，第13回日本医療薬学会講演要旨集：p232，2001年
16）日本薬剤師会：平成22年度薬剤服用歴の活用，疑義照会実態調査報告書，公益法人日本薬剤師会，2011年3月
17）神村英利ほか：医師への医薬品情報提供活動が診療報酬の査定に及ぼす影響，日本病院薬剤師会雑誌，37，353-355，2001年
18）八重徹司ほか：保険査定防止に対する薬剤部の取り組みと成果，日本病院薬剤師会雑誌，38，559-562，2002年
19）神村英利ほか：医師への医薬品情報提供活動が診療報酬の査定に及ぼす影響（第2報），日本病院薬剤師会雑誌，40，45-47，2004年

20) 川上純一ほか：平成19年度日本病院薬剤師会病院薬局協議会抄録 学術委員会学術第9小委員会：ファーマシューティカルケアの薬剤経済学的研究に関する検討, 日本病院薬剤師会雑誌, 44, 34-38, 2008年

採用医薬品の管理
——病院開設準備〜開院6か月後
事例：新百合ヶ丘総合病院

廣瀬 幸文（新百合ヶ丘総合病院薬剤科科長補佐）

1 採用医薬品管理の重要性

　新規に病院を開設するにあたって、疾病の治療に医薬品は欠かせません。しかし、あらゆる薬を処方できるように在庫しておくという考えは、現実離れしています。そこで、病院独自の採用医薬品という概念が存在します。採用医薬品の適正管理や、在庫量のコントロールが、病院経営に影響を及ぼします。薬の管理を行う際は、患者への不利益を回避しながら、経営貢献につなげる視点が必要です。本節では、病院の新規開設時の事例を通して、採用医薬品の管理のポイントを解説します。

2 事例病院の概要

　医療法人社団三成会新百合ヶ丘総合病院は、2012（平成24）年8月1日に神奈川県川崎市麻生区に救急医療とがん、脳疾患、心臓病を中心とした高度先進医療の提供、産婦人科・小児科を含む高度・急性期医療を充実させるべく開院しました。
　新百合ヶ丘総合病院は、福島県郡山市に拠点を置く、一般財団法人脳神経疾患研究所附属総合南東北病院を中核とした、南東北グループに属する病院の1つです。

3 新病院開院までの流れ

　病院開院までの流れを大まかにまとめると、図表4-1のようになります。本項では、採用医薬品の選定（管理）にかかわる内容について、この流れに沿って説明します。

(1)病院開設準備

　病院が開院したのは2012（平成24）年8月1日です。開院の約1年前か

> ●事例病院DATA
> **医療法人社団三成会 新百合ヶ丘総合病院**
> 住　所：神奈川県川崎市麻生区古沢都古255
> 病床数：一般377床
> 診療科：総合内科、外科、消化器内科、内視鏡内科、消化器外科、循環器内科、心臓血管外科、呼吸器内科、呼吸器外科、糖尿病内科、腎臓内科、透析内科、神経内科、脳神経外科、整形外科、産婦人科、小児科、泌尿器科、耳鼻咽喉科、皮膚科、形成外科、美容外科、麻酔科、眼科、放射線診断科、放射線治療科、救急科、歯科口腔外科、心療内科（精神科）、乳腺外科、ペインクリニック内科、血液内科、脊椎脊髄末梢神経外科低侵襲脊髄手術センター
> 薬剤師：21名

ら、開設準備室で1名の薬剤師がほかのスタッフと協働して準備を進めました。病院全体の図面、調剤機器の選定、電子カルテの選定、院内における業務フローの検討など、業務は多忙を極めました。そのような中で、採用医薬品の選定をすることになったのは、2012（平成24）年6月に入ってからのことです。8月の開院に向けて採用医薬品を決定するには、あまりにも短すぎる準備期間です。

1～2か月の準備期間で、医薬品採用をゼロから始めるのは困難です。そこで、同じような規模、同じような診療科を持つ病院を参考に、採用医薬品の候補を挙げて開院準備を進めることになりました。しかし、そこには次のような問題点がありました。

①同じ診療科を持つ病院であっても、まったく同じ医薬品を採用することは難しい。
②ある種の医薬品には複数の規格を持つものが多く、どの規格を採用することが妥当か検討することは難しい。

図表4-1 ● 病院開院までの流れ

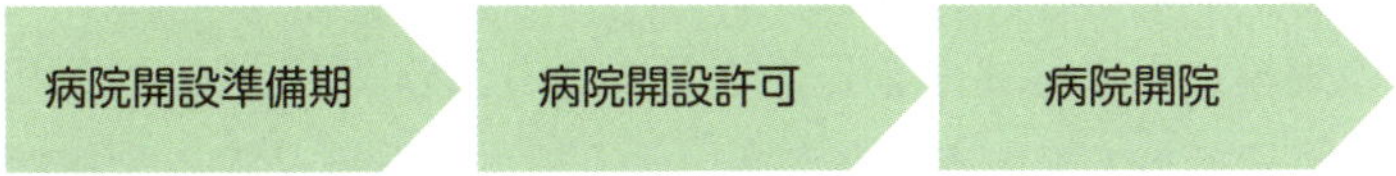

病院開設準備期 → 病院開設許可 → 病院開院

新百合ヶ丘総合病院においては、一般財団法人脳神経疾患研究所附属総合南東北病院の採用医薬品をベースとして使用することになりました。この時点では採用医師が決定していなかったので、採用候補医薬品の中で複数の規格がある場合には、機械的に最小規格を採用し、採用医薬品数を削減する方針としました。この医薬品を、電子カルテの医薬品マスター初期登録医薬品としました。その結果、約2,000品目あった医薬品の採用候補数を、約1,300品目にまで減少することができました。複数の規格のうち、小さい規格の医薬品を採用していれば、複数錠（カプセル）を処方することで高規格（高用量）の医薬品処方に対処できるのではないかと考えました。

　このような中、採用医師が早く決まった一部の診療科（消化器外科、小児科、産婦人科、腎臓内科）では、医師と事前に相談することで採用医薬品の詳細を決定することができました。

(2) 病院開設許可と医薬品の購入

　病院を開院するためには、開設予定地がある都道府県から病院の開設許可を取得する必要があります（事務部が主体となって取得することが多い）。開設許可を取得することで、初めて物品の納品や、内装の加工などを行うことができるようになります。

　行政から病院開設許可を所得した後、採用決定した医薬品の購入を行います。新百合ヶ丘総合病院では、医薬品卸を3社に限定して医薬品の購入を行いました。

　この段階では、医薬品卸の選定と医薬品の購入量が問題となります。各医薬品卸には、取引を優位に進められる製薬会社があることが多いです。もちろん、卸会社はほぼすべての製薬会社と取引することができますが、取引の多い製薬会社であれば納入価を低く（値引き率を高く）設定できるため、病院支出を抑え、病院経営に貢献することができます。これが、購入卸を決定する際の決め手の1つです。

　病院の規模にもよりますが、1か月あたり3,000万円から1億円を医薬品購入費としてあてていることが多いようです。医薬品購入全体では、値

引率で数％の差が生じることもあるので、医薬品卸の選定には精査が必要です。

　また、購入量の決定に際して、すでに開院している病院なら使用量に見合った量を購入すればよいのですが、新規に開設する病院の場合は購入量を決定することは難しいでしょう。そこで、個々の医薬品において想定される使用量を検討する必要がありますが、その際、臨床経験のある薬剤師の知識が必要となります。医薬品によっては、必要時に購入することで対応できるものも少なくありません。

(3) 医薬品の納品と保管

　医薬品の発注を行った後の納品については、医薬品卸との納入日の相談が必要になります。新規に病院を開設する場合には、一度に購入する医薬品の数量が非常に多くなります。新百合ヶ丘総合病院の新規開設時の医薬品購入量は、総額2,000万円以上でした。さすがに、医薬品卸が1日でこれらの医薬品を納品することは無理なようです。数量を確保することはも

Column

医薬品卸の役割

　医薬品業界では、医薬品の流通の効率化と医薬品供給を切らさないようにするために、製薬会社の工場から直接購入するシステムはとっていません。全国の医療機関（病院、薬局など）が1か所の工場へ注文する方法では、納品に時間がかかり過ぎ、治療に支障をきたしてしまうからです。そのため、医薬品卸という問屋業者を仲介して購入するシステムになっています。医薬品卸のほとんどは夜間休日を含めた緊急発注に対応しており、かつ、冷所保存医薬品と麻薬を除く医薬品の返品を随時受け付けています。

　このシステムは、医薬品卸から医療機関への購入請求が通常3か月後に送られてくることから、可能になっています。単価が高い医薬品資源をムダにせず、医療機関の負担を減らして有効活用できるように考えられたシステムなのです。

ちろん、容量としてもトラック数台分に及ぶため、2～3日に分けて納入できないかと相談がありました。病院側としても、それらが一度に納品された場合、倉庫整理をできないため快諾しました。

　容量が膨大であること、薬事法による医療用医薬品の法規制の問題から、納品時期については病院開院の直前（2012〔平成24〕年7月の月末）の数日間としました。加えて、医療用麻薬と向精神薬は、病院開院日である2012（平成24）年8月1日に納品してもらうよう医薬品卸へ依頼しました。

　購入した医薬品をどこへ収納するかについては、納入前から検討を重ねていました。しかし、医薬品の配置を納後に再度検討すると、修正を余儀なくされる場合もあります。新百合ヶ丘総合病院では、人手不足のため開院と同時に薬剤師の当直を実施することはできず、医薬品の配置を示したインデックスが必要となりました。夜間に薬が必要になると、看護師が薬剤科へとりにきますが、インデックスがないと薬を探すことができず苦労することになるからです。薬剤師当直は開院2か月後（2012〔平成24〕

> **キーワード　薬事法**
> 　医薬品、医薬部外品、化粧品および医療用具の製造、取り扱いなどに関する法律で、1960（昭和35）年8月10日に施行され、その後、数回にわたり法改正が行われている。医療用医薬品のほぼすべてがこの法律で規制されており、医師の処方箋のもとで使用されるよう、適正使用を規定している。そのため、医師の処方箋なしに医療用医薬品を使用したり、医薬品販売許可を得ずに販売したりすると薬事法違反となる。購入した医療用医薬品については、薬剤師が厳格に管理する必要がある。

> **キーワード　医療用麻薬**
> 　麻薬は「麻薬及び向精神薬取締法」によって、輸入、輸出、製造、製剤、譲渡などについて取り締まられている。その中で、医薬品として承認され処方される麻薬は、患者自身が使用することができるものと規定されている。この手段以外で使用等をすると違法となり、取り締まりの対象になる。医療用であっても麻薬は厳重に管理され、扱われなくてはならない。

年10月）から開始し、インデックスは現在、新入職（中途含む）や新人教育の際に使用しています。

⑷ 病院開院 数か月後

開院から1か月を経過すると、約1,300品目からスタートした採用医薬品数は約1,600品目まで増えました（図表4-2）。この原因には次の2つが挙げられます。

原因① 採用医薬品を機械的に最小規格とした

新百合ヶ丘総合病院では、前述の通り、小さい規格の採用を検討しました。しかし、「本来1錠でよいものを、なぜ2錠飲まなくてはならないのか」と指摘する医師が相当数おり、その対応を練る必要がありました。そこで、原則、入院患者へは小さい規格での処方をし、外来患者へは院外処方での

図表4-2 ● 採用医薬品数の推移

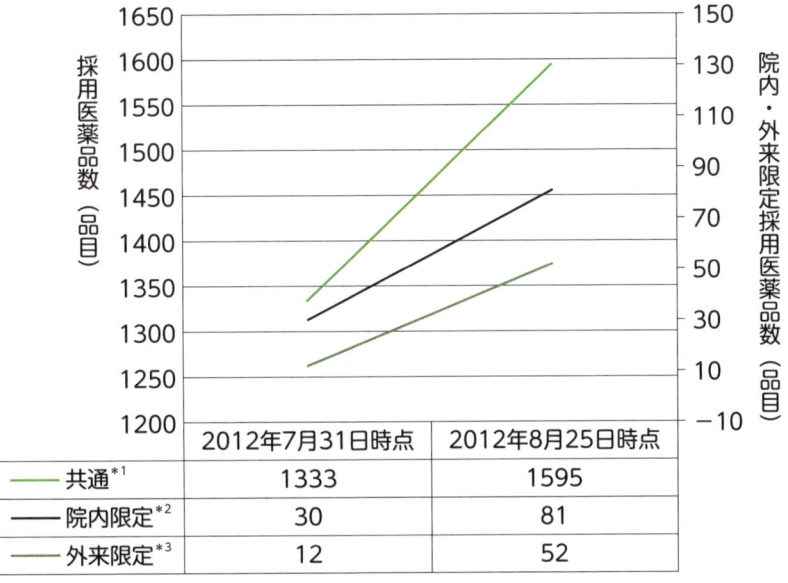

	2012年7月31日時点	2012年8月25日時点
共通[*1]	1333	1595
院内限定[*2]	30	81
外来限定[*3]	12	52

＊1：院内・院外で処方可能
＊2：院内での処方・処置等に使用可能
＊3：院外処方として処方可能

み処方できる薬の採用区分を検討することになりました。その中で、入院患者、外来患者ともに必要であるとの要望が強いものについては、採用医薬品の追加という形で緊急に対応することを余儀なくされ、増加の一因となりました。

原因②　採用予定医師と詳細な打ち合わせを行うことができなかった

　新百合ヶ丘総合病院では、全診療科の医師と医薬品採用について検討する機会が得られたわけではありませんでした。医師との事前打ち合わせができた診療科では、医薬品採用に関して大きな問題はありませんでしたが、まったく打ち合わせのできなかった診療科の医師は、採用薬剤の選定に疑問を持つことが多かったようです。その結果、「採用薬剤の見直しは、いつ頃するつもりなのか」、「新規に採用してもらいたい薬がある」などといった要望が多く寄せられました。そこで急遽、診療科としての採用希望を調査して採用医薬品に追加することとなり、増加の一因となりました。

(5)病院開院 半年後

　開院から半年ほど経過すると、使用頻度の少ない医薬品やまったく使用されていない医薬品が発生します。その割合が、すでにフル稼働している病院と比べると唖然とするほど多いのです。その理由として、患者が増える度合いや、取り扱う疾患が未知数であるため、真の在庫量予測が困難であることが挙げられます。毎月、使用の有無をチェックしないと不動在庫が増え続けることになります。また、使用しない医薬品はこまめに返品するなどの努力も必要になってきます。この作業は、通常開院している病院以上に困難でした。

　開院から半年間は、医師の採用希望を一方的に聞き入れ、院長許可をとり、医薬品採用登録をして医薬品の供給を行ってきましたが、開院から半年が経ち病院機能が組織的になってきたので、病院における薬事委員会を立ち上げることができるようになりました。採用医薬品の見直しを図るにも、薬剤科内だけで決定してよいものではなく、各科の医師と話し合い、病院全体の決定事項として進めていくべきでしょう。

　開院から半年ほど経った時期は、未使用医薬品の返品や、採用医薬品の

見直しをするべきと認識しています。そのためには、開院後の医薬品の使用量データをしっかりと把握することも重要です。また、医薬品の採用見直しを図るために、薬の特徴、病院としての特性を見極め、本当に必要な医薬品の選定を再度行っていかなくてはなりません。

また、この時期には、病院に勤務する医師がほぼ確定しているので、開院前にはほとんどできなかった医師との打ち合わせを行うことができます。これを実施することが、最も必要なことです。

> **キーワード● 薬事委員会**
>
> 通常、病院における薬事に関する最高決定機関として位置づけられ、定期的に開催することが望ましいとされている。公益財団法人日本医療機能評価機構が実施している病院機能評価では、薬事委員会の定期的開催と開催記録の保存をすることが望ましいとされている。
>
> 病院における医薬品の採用・不採用、採用薬の見直しだけではなく、副作用情報の収集など、医薬品にかかわる内容を薬事委員会で幅広く扱っている医療機関もある。

❹ 半年間の運営を振り返って――今後の課題

病院の開設準備から開院約6か月後までの医薬品採用や問題点について、新百合ヶ丘総合病院の事例をもとに解説してきました。医薬品の採用決定について、薬剤師だからこそできる業務は数多く存在します。また、薬剤師だけで行うことは困難な業務もあります。今後、DPC認定病院を目指すことになれば、医薬品採用を見直さなければならない機会もあるでしょう。それまでに、採用医薬品を固定させておく必要があります。新百合ヶ丘総合病院の当面の課題は、増え続けてきた採用医薬品を減少もしくは維持させつつ、適正な医薬品採用への変換に注力していくことと考えられます。

薬価改定と価格交渉
事例：横浜総合病院

関根 寿一（横浜総合病院薬剤科科長）

1 薬剤部門に求められるスキル

　近年の病院経営は厳しさを増してきており、質のよい医療を効率よく行うことが求められています。病院の物品管理費の多くを占める医薬品費のコストカットと収益の追求を薬剤部門が行うことで、病院の収益に大きなインパクトを与えた事例は数多くあります。

　価格交渉においても単なる値引き交渉ではなく、医薬品を扱うマネジャーとして薬学的管理とコストの点から経営に参画することが求められます[1]。

(1) 薬価改定と医療費の関係

　2014（平成26）年度の診療報酬と薬価改定では、消費税率5％から8％移行対応分として診療報酬全体改定率は＋1.36％（5,600億円）となりました。次に医師らの技術料に相当する診療報酬は0.1％引き上げで決着し、結果として薬価医療材料の引き下げ分は1.36％で決着しました（図表5-1）。

　つまり、薬価切り下げ財源によって、診療報酬が加算される構図が現在の状況であり、それは増税時も変わりませんでした。価格交渉は医療側からすると次年度の診療報酬財源に影響する重要な交渉事項と考えられます。近年、価格交渉の環境はジェネリック化、新薬創出等加算などの影響で利益を生みだしにくい状況にありますが、価格交渉を継続する必要があります。

(2) 薬価算定方式の変遷

　1989（平成元）年の日米構造協議において日本市場の開放化が進められ、薬価算定方式も従来のバルクライン方式[*1]から加重平均方式（図表5-2）に変更されました。1992（平成4）年には、医療機関が製薬会社と直接交渉して納入価格を決める従来のシステムが独占禁止法に触れるとして、医

図表5-1 ● 2014（平成26）年度診療報酬改定の概要

- 「社会保障・税一体改革成案」で示した2025年のイメージを見据えつつ、あるべき医療の実現に向けた第一歩の改定。
- 国民・患者が望む安心・安全で質の高い医療が受けられる環境を整えていくために必要な分野に重点配分

```
消費税5％から8％への引き上げ相当分として
全体改定率    ＋1.36％（5,600億円）

薬価医療材料の引き下げ分
改定率      ▲1.36％（5,600億円）
〔増税分を差し引くと〕
 診療報酬本体改定率  ＋0.73％（3,000億円）
 薬価医療材料改定率  ▲0.63％（2,600億円）
 診療報酬本体上乗せ分 ＋0.10％（ 400億円）
※別途、後発医薬品の価格設定の見直し、うがい薬
 のみの処方の保険適応除外などの措置を講ずる
```

（出典：厚生労働省保健局医療課資料）

　薬品卸が製薬会社から提示された仕切り価で医薬品を仕入れ、それに卸の利益を加えて医療機関に納入する「仕切り価制度」が導入されました。また新薬価算定方式では、薬価差益の偏りを緩和するためのR幅（調整幅）を15％に設定し、段階的に引き下げることで、薬価乖離率は当初の23％から2003（平成15）年には6.3％となり、薬価差益の圧縮は一定程度達成できたと思われました（図表5-3）。

　そのような状況を背景に、医薬品卸は医薬品の価格を決めずに納品し、後から価格決定をする「未妥結・仮納入」や、医薬品を単価でなく全体価格で取引する「総価取引」に苦しむようになりました。さらに、大手チェーン薬局、大病院の交渉圧力が増大し、仕切り価以下の価格での納入を余儀なくされました。また、医薬品卸に販売を委託する製薬会社とのアロアンス（製薬会社が医薬品卸に支払う販売促進報酬）確保の交渉も激化し、

＊1　バルクライン方式：医薬品購入実態調査をもとに、購入価格の安いものから順に並べて総購入数量の81％に達したものに対応する価格をいう。81％バルクライン価格。

キーワード　現在の薬価制度

現在の薬価算定ルールは、従来の加重平均に消費税を加え2％の調整幅を加えた薬価算定方式（加重平均方式）（図表5-2）に加えて、次のようなものがある。
・当初予想より1年間の販売総額が著しく拡大した場合の「市場拡大再算定」。
・初めて後発品が収載された先発品の薬価を下げる「特例引き下げ」。
・医療上必要であるが不採算のため安定供給の不安がある場合の「不採算品再算定」。

なお、2010（平成22）年4月には、新薬創出等加算が加わった。さらに2013（平成25）年4月には、後発医薬品のさらなる使用促進のためのロードマップが発表され、後発医薬品への切り替えが加速している。

図表5-2　既存の薬価算定方式

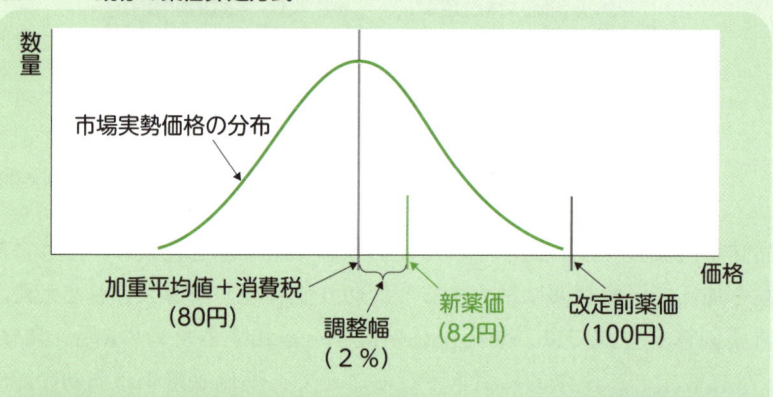

（グラフ：市場実勢価格の分布を示す正規分布曲線。横軸は価格、縦軸は数量。加重平均値＋消費税（80円）、調整幅（2％）、新薬価（82円）、改定前薬価（100円）が示されている。）

卸の医療機関・薬局に対する販売価格の加重平均値（税抜きの市場実勢価格）に消費税を加え、さらに薬剤流通の安定のための調整幅（改定前薬価の2％）を加えた額を新薬価とする。

新薬価 ＝ [医療機関・薬局への販売価格の加重平均値（税抜の市場実勢価格）] × (1＋消費税率（地方消費税分含む）) ＋ 調整幅

（出典：厚生労働省資料、既収載医薬品の薬価算定方式）

販売管理費を縮小させていきました。

医薬品卸を苦しめた原因はほかにもあります。医薬分業の急速な進展やジェネリック化による小口少量配送により流通効率が悪化し流通コストが増加するとともに、医薬品卸販売担当者（MS）は本来の役割である納品

図表 5-3 ● 薬価調査による乖離率

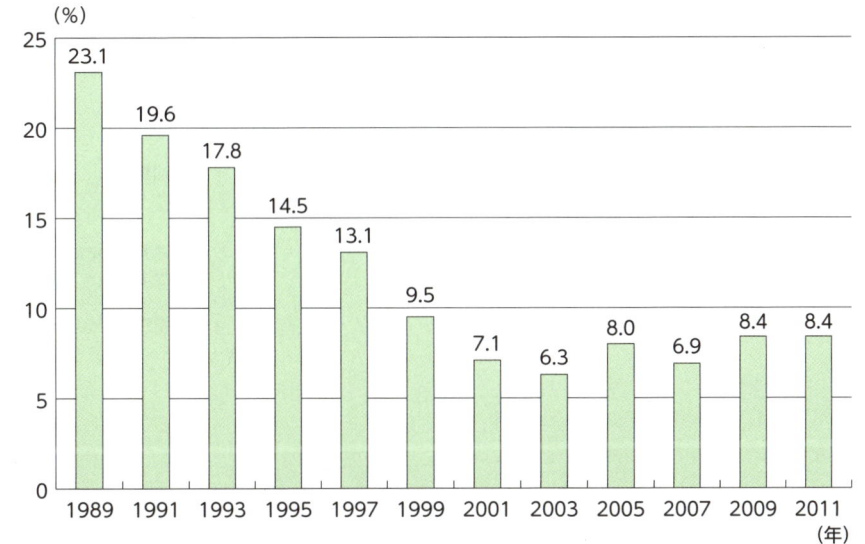

年	乖離率(%)
1989	23.1
1991	19.6
1993	17.8
1995	14.5
1997	13.1
1999	9.5
2001	7.1
2003	6.3
2005	8.0
2007	6.9
2009	8.4
2011	8.4

(出典：保高英児、医薬品流通フロンティアYears Book '12～'13、エルゼビアジャパン社より一部改編)

時の医師への医薬品営業力を発揮できなくなったのです。そのため製薬会社は医薬品卸の営業力を疑い、仕切り価を上げる事態になりました。また、製薬会社においても、ジェネリック化が推進されることで新薬開発費用の確保が困難になりました。そのような中、2010（平成22）年4月に新薬創出等加算が新設されたのです。

❷ 新薬創出・適応外薬解消等促進加算とは

新薬創出・適応外薬解消等促進加算（以下、新薬創出等加算）とは、周知の通り革新的新薬の創出や適応外薬の開発などを目的としており、後発品のない新薬が一定の乖離率以下の場合、薬価算定時に一定率までの加算を行う制度です（図表5-4）。

製薬会社に対し薬価を維持することで、開発経費を早期に回収して次の新薬開発を進められる「アメ」と、難治性疾患などの開発が難しい未承認薬の開発を促す「ムチ」を与えることにより、ドラッグラグの解消や、患

図表5-4 ● 新薬創出加算概念図

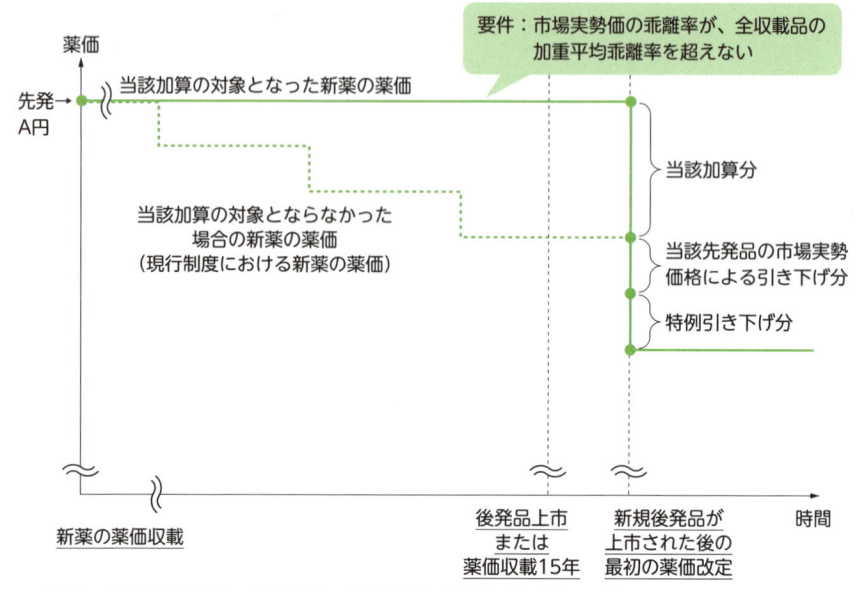

薬価

先発→ A円

当該加算の対象となった新薬の薬価

当該加算の対象とならなかった場合の新薬の薬価
(現行制度における新薬の薬価)

要件：市場実勢価の乖離率が、全収載品の加重平均乖離率を超えない

当該加算分

当該先発品の市場実勢価格による引き下げ分

特例引き下げ分

新薬の薬価収載 　　　後発品上市または薬価収載15年　　新規後発品が上市された後の最初の薬価改定　　時間

(出典：厚生労働省資料、「新薬創出・適応外薬解消等促進加算」の対象となる新薬の薬価算定の例)

者が早期に画期的新薬の恩恵を受けられるようにすること、また日本の医薬品開発を海外から見て魅力ある市場にすることを目的としました。2011（平成23）年の薬価調査では思惑通りに乖離率が枠内に収まり、ムチであったアンメット・メディカルニーズの医薬品開発にも製薬各社が積極的に取り組んだ結果、新薬未承認薬の開発数やグローバル同時開発の割合が伸びました。2011（平成23）年12月7日には新薬創出等加算の試行の継続が決定されました。このまま推移すれば、今後、患者への利益に直結する薬剤がさらに供給されることが期待できます（図表5-5）。

　一方、製薬会社は薬価防衛のため、低い仕切り価を設定してアロアンス対応をしない対策をとっています。現在の乖離率が8.4％であることや、今後、消費税率が上がることを考慮すると、医療機関は将来を見越して購入する必要性があります。ここで新薬創出等加算を申請している薬剤を見てみると、3通りの薬剤に分類できます。

図表5-5 ●新薬創出加算とスキーム

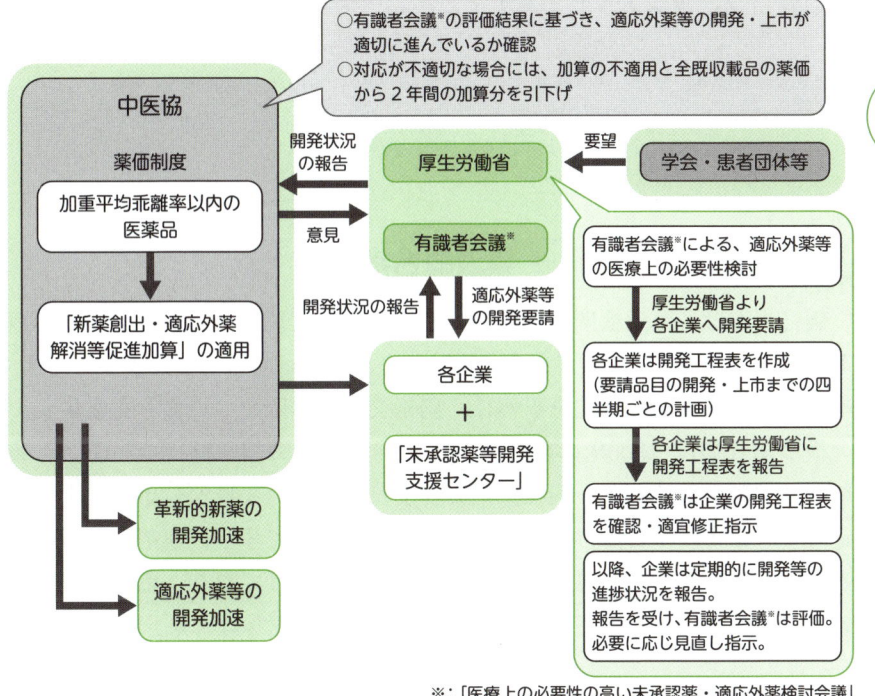

【中医協 薬価制度】
- 加重平均乖離率以内の医薬品
- 「新薬創出・適応外薬解消等促進加算」の適用
- 革新的新薬の開発加速
- 適応外薬等の開発加速

中医協 → 厚生労働省：意見
厚生労働省 → 中医協：開発状況の報告

○有識者会議※の評価結果に基づき、適応外薬等の開発・上市が適切に進んでいるか確認
○対応が不適切な場合には、加算の不適用と全既収載品の薬価から2年間の加算分を引下げ

学会・患者団体等 → 厚生労働省：要望

厚生労働省 ⇔ 有識者会議※
有識者会議※ → 各企業：適応外薬等の開発要請
各企業 → 有識者会議※：開発状況の報告

各企業 ＋ 「未承認薬等開発支援センター」

- 有識者会議※による、適応外薬等の医療上の必要性検討
- 厚生労働省より各企業へ開発要請
- 各企業は開発工程表を作成（要請品目の開発・上市までの四半期ごとの計画）
- 各企業は厚生労働省に開発工程表を報告
- 有識者会議※は企業の開発工程表を確認・適宜修正指示
- 以降、企業は定期的に開発等の進捗状況を報告。報告を受け、有識者会議※は評価。必要に応じ見直し指示。

※：「医療上の必要性の高い未承認薬・適応外薬検討会議」

（出典：厚生労働省資料、「新薬創出・適応外薬解消等促進加算」による適応外薬等の開発促進スキーム）

①その薬剤以外ない。
②同効薬は存在するが、特定条件下での治療成績が明らかによい。
③ほかの薬でも代用可能、または特許切れ待ち薬剤である。

①は患者のため必ず購入、②は条件により使い分け、③は絞り込みや積極的な交渉対象になります。新薬創出等加算の薬剤は、価格交渉で収益を得られれば複数年の差益の確保につながり、その金額も大きくなります。

> **キーワード** **アンメット・メディカルニーズ**
>
> まだ満たされていない医療上の必要性、未充足のニーズのこと。具体的には、いまだ有効な治療薬がない分野、希少疾患分野の医薬品開発などを指す。治療薬剤の貢献度と治療の満足度を指標にして評価している。

❸ 価格交渉の事例──横浜総合病院

　価格交渉は各医療機関で運営形態が異なり、自施設の置かれている環境下で対応を検討する必要性があるため、交渉方法は施設ごとに異なります。本項では、横浜総合病院を事例に、価格交渉の実際について考えます。

　横浜総合病院は300床の総合病院で、院内処方調剤を行っています。薬剤師は常勤換算で26名、病棟薬剤業務加算は2012（平成24）年5月より算定しています。1日の外来患者数は若干減少傾向ですが、薬剤数量は年10～15％増で推移し、平均処方日数は毎年増加を続けており、患者の減少を処方日数の増加で補っている状況です。薬剤費の67％は外来分です。

⑴価格交渉

　価格交渉は、薬剤部門で利益を生み出すための重要な収益項目です。例

●事例病院DATA

医療法人社団緑成会 横浜総合病院

住　所：神奈川県横浜市青葉区鉄町2201-5

病床数：一般300床

診療科：内科、心療内科、小児科、整形外科、スポーツ整形外科、リウマチ科、形成外科、産婦人科、泌尿器科、眼科、耳鼻咽喉科、皮膚科、歯科口腔外科

センター：ハートセンター（循環器・心臓血管外科）、脳神経センター（脳神経外科・脳血管内治療部）、消化器センター（消化器外科・外科・肛門科）、創傷ケアセンター、腎センター、検診センター

薬剤師：28名

えば病院の営業利益は5％[1]程度であるため、100万円の差益獲得は2,000万円の診療科収入と同じ利益額を得たことになります。しかし、医薬品卸を絞り上げるだけでは永続的な結果は出ません。

　価格交渉において重要な視点は、病院・医薬品卸・製薬会社は一蓮托生の関係であり、その目指すところはwin-winの関係であるということです。薬価を維持したい製薬会社、利益率の悪化している医薬品卸、収益を上げたい病院は、一見、利益相反しているように見えますが、共通目標は一致しています。つまり、取り扱い数量を増やすこと（増患策）です。そもそも医療関係企業の存続理由はどこにあるのでしょうか。例えば医療機関は患者を失ったとき、医薬品卸は取引先を失ったとき、製薬会社は医薬品の採用を失ったときに淘汰されます。各企業の使命はエンドユーザーである「患者に評価される」ことであり、それが生き残るための絶対条件です。各企業は取引の中で継続して数量を増やすことができれば、医薬品個別の利益が少なくなったとしても、売り上げ自体は維持発展できます。つまり患者に評価されることこそが、各企業の最終目的となるのです。

(2) 5つの視点で考える

　価格交渉を行うにあたっては、病院全体での経営戦略や意識の統一が一番の難関です。また、その方針を理解して、病院全体の行動目標に価格交渉をはめ込む枠組みを組んでいくことが重要です。まず、交渉するなら自施設の強みを確認し、医薬品卸、製薬会社を研究して相互にメリットがあるようしくみを整え、実行するための障害事項を解決していく必要があります。ここでは、主に5つの視点から解説していきます。

①自施設を取り巻く環境の分析

　価格交渉を行うに際しては自施設の分析を行い、どこに強みがあるかを確認する必要があります。横浜総合病院の強みは、出来高と院内調剤でした。現在、医薬品卸、製薬会社の医薬品使用量集計は院外処方により施設ごとの把握ができないため、エリア制で行っていることが多いのですが、横浜総合病院は自施設で集計が可能なため、使用数量を直接交渉のカードにできます。全国で使用量が10の指に入る医薬品も数品目あります。病院

の方針である外来患者の増患策は、使用量増につながりました。また、支払条件が請求後翌月払いであり、院内在庫、消化払いにより急配送が少ないことも好要因となります。

②医師の立場と臨床的有用性

　医薬品を絞り込んで数量を集約することによる交渉には、医師の協力が大切です。医師の協力を得るためには、病院の診療科の評価制度を活用します。横浜総合病院では診療科ごとに売り上げ数字のみならず、人件費を含めた経費を積算し、利益を指標とした評価を10日ごとに行っています。そのため、差益率には診療科長も積極的となり、価格交渉がしやすくなりました。また、このしくみが各メディカルスタッフの病棟進出を促進しているともいえます。医師はメディカルスタッフを活用して収益を上げる方法を積極的に検討するようになりました。ただし、価格第一主義の交渉をすると患者に不利益を与えることにつながり、医師の信頼を落としかねません。そのため、薬物の適正使用を進める薬剤師が臨床的有用性と経済性をマネジメントする必要があることは、いうまでもありません。

③医薬品卸の立場と分析

　価格交渉のポイントは、いかに医薬品卸に信頼してもらい協力を得られるかです。医薬品卸の支店長、部長、担当者が、病院に対してどのような姿勢をとっているかが判断基準となります。自施設を利用して数量拡大、シェア拡大を考えているかどうかが重要です。現状の取り扱い品目が維持できればよい、と考えている医薬品卸に対しては、思い切った行動・提案はできないでしょう。その点を判断するため、医薬品卸に出向いて自分の目で支店でのガバナンスを把握することが重要です。

　また、最近の医薬品卸は、経営の方向性に若干の差異があります。医薬品販売管理費率や自己資本比率、物流、多角化（製薬事業、調剤事業、化粧品日用品など）により、業務の方向性を分析することが重要です。そうすることで、交渉予想と対応方針をあらかじめ検討することができます。

④製薬会社の立場と役割

　製薬会社の営業概念を知ることも重要です。MRは結果で評価されるので、どうすれば成績が上がるか、あの手この手で考えます。医薬品には、ほか

の医薬品では代用できない「唯一」とされるものは少なく、必ず数種類の競合品があります。営業にとって重要なのは、自社製品の採用登録施設数、同効薬とのシェア、売り上げでしょう。

ここで有用な手段が、品目絞り込みと後発医薬品への切り替えです。使用数量をどの医薬品に振り分けるかを薬剤部門が調整できれば、製薬会社・医薬品卸間の交渉がしやすく、割戻しが期待できます。また、期末に数字

> Column
>
> ### 医薬品卸会社に出向いて価格交渉を！
>
> 　横浜総合病院に新しい理事長代理が着任して医薬品の価格交渉をスタートするにあたり、理事長代理が最初に出した指示は「医薬品卸各社にお願いの訪問に行くので、支店長にアポイントをとれ」というものでした。各社の支店長からは、「とんでもない。こちらから伺います」との回答がありましたが、理事長代理は「こちらからお願いするのに、呼びつけてどうする」といい、院長名の入ったお願い書と、見積もり品目の入ったUSBを携え、約束の10分前には到着し、待機するようにしました。
>
> 　実際に医薬品卸会社に出向くと、社内の支店長の姿勢、社員の教育状態が見えるものです。ある卸では、配送の担当者に怪訝な顔をされ、受付に行くと支店長が出てきました。応接室に通される際、社員から挨拶はあったものの、「誰だろう」と不審げな表情でした。午前中にもかかわらず、社内には多くの社員がいました。担当者は最後に挨拶にきただけでした。
>
> 　一方、ある卸では、10分前に到着したにもかかわらず、会社の前で担当者、支店長が待っていました。会社に通されると、社員が一斉に立ち上がり挨拶されました。事前に朝礼などで来訪を伝えていたのでしょう。営業の担当者はほぼ出払い、事務職員も少人数で効率的に働いており、支店長のマネジメント能力、経営能力の高さが伺われました。
>
> 　理事長代理は、医薬品卸を回ることで本当のパートナーを探していたのです。訪問してみると、会社の風土と経営姿勢がよくわかります。そうすれば、どの医薬品卸をパートナーにすればよいかも、自ずと判断できるでしょう。

（成績アップのための医薬品購入）を頼まれることがありますが、医薬品は消化払いであるため対応は可能です。しかし担当者の個人的成績アップに使われては交渉につながりません。横浜総合病院では、担当者だけでなく、上司が依頼にきた場合のみ対応することにしています。決定権者と話し合いができる機会をつくることで、本気度を測っているのです。この貸し借りが、交渉時に生きてきます。

⑤医療関連情報の把握

　価格交渉は早く行った方がよいか、最後まで粘った方がよいかは、状況判断によります。よく、価格未妥結・仮納入で医薬品を購入し、期末に価格交渉をして、その期の初め、または一定の期までさかのぼって値引き交渉を行う施設を見かけます。

　2012（平成24）年3月5日、医政発0305第1号「平成24年度薬価改定に伴う医療用医薬品の流通について」が通知されました。2007（平成19）年9月28日の「医療用医薬品の流通改善について（緊急提言）」（未妥結・仮納入の改善、単品単価交渉、割戻し・アローワンスの縮小など）を引き合いに出した再度通知でした。この通知をどう見るかが問題です。2010（平成22）年度改定時には、緊急提言後に取引体制の改善がない医薬品卸が早期妥結を迫られた経緯があります。

　横浜総合病院では8月に、全医薬品の単品価格を決定しました。卸の全体予算があるうちに医薬品卸間の対応を見て、有利な卸に切り替えを行う方がよいと判断したためです。結果として、その時点で交渉していた施設は少なく、有利に交渉を行うことができました。

　情報を活用し、分析して今後を予想する判断と実行力が大切です。

❹ パートナーシップを大切に、共存共栄を

　薬剤部門長は、情報量や分析・実行が必要なのはいうまでもありませんが、医薬品卸、製薬会社を味方につけて、強力な病院サポーターとなってもらうことが重要です。交渉は、人対人のコミュニケーションを土台にしたものであり、パートナーシップが永続性のカギになります。交渉の際は、病院側の代表として、品格を持って対応するようにしたいものです。

Column

MRも、担当病院のチームの一員

　売り上げを伸ばしたければ、MRも担当病院のチームの一員になることが求められています。横浜総合病院には、自然発生的にできたMRと病院の連携「チーム横総」があります。「チーム横総」では、病院とMRが共同で外来フロアの環境改善活動（患者に配慮する、席を譲る、高齢者に手を貸す、いすを修理する、汚れている所を提案するなど）を行っています。

　また、病院前に駐車場待ちの車列ができ、公道まで渋滞することがあります。患者の不安やイライラ解消のため、診察受付締め切り前には、医事課職員が車列を回って診察券を預かり、診察受付手続きを行うようにしています。あるとき、車列にMR担当者が並んでいるのを見かけ、すぐに移動してもらいました。その後、「チーム横総」の幹事数人と立ち話しをした際、「車列に並んだMRがいる。渋滞に並んでいる患者が帰ってしまったら、病院は診察の機会を失い、その製薬会社の薬は処方されない。医薬品卸もMRも営業成績が下がってしまう。このような状態を、放置してよいのか」という意見を伝えました。それ以降、混雑する曜日には、MRは近くの駅からバスやタクシーを利用して来院することが自然発生的なルールとなりました。院内でのMRが医師を待つ態度にも変化があり、患者に配慮して行動するようになりました。

　このような活動の結果、患者数は増加し、MRへの苦情も少なくなりました。

◆参考文献
1）日本医師会総合研究所：TKC医業経営指標に基づく動態分析，No246
2）加賀谷肇，赤瀬朋秀編集：新しい医薬品管理，じほう2008/09
3）保高英児：医薬品流通フロンティアYears Book '12〜'13　新薬創出加算と流通透明化 後がない卸経営，エルゼビアジャパン社2012/9/28
4）厚生労働省資料

医薬品のリスクマネジメント
事例：東住吉森本病院

黒沢 秀夫（東住吉森本病院薬剤科主任）

① 医薬品関連リスクマネジメントの意義

　日本では2003（平成15）年以降、DPCによる包括評価が導入されており、現場での医療の効率化が求められています。これはすなわち、医療の質を維持しながら費用コントロールを実現するため、医薬品の有効性や安全性だけでなく、経済性についても着目する必要があることを示しています。また、医療機関におけるインシデント・アクシデント事例のうち、医薬品関連のものが半数以上を占めるともいわれています。

　医薬品の投与を通じ、予想される副作用を未然に回避して治療の有効性を高めることや、医薬品関連のミスを低減することは、病院経営に少なからず影響を与え、それを担う薬剤師の役割は非常に重要であると考えられます。本節では、病院薬剤師が実践するリスクマネジメントについて、事例を交えてご紹介します。

② 事例病院の概要

　東住吉森本病院の薬剤科では、1993（平成５）年に医薬分業を開始したタイミングで病棟での服薬指導を始め、1995（平成７）年より１病棟１名の病棟常駐体制、また2005（平成17）年より６病棟に９名（２病棟あたり３名）の病棟薬剤師を配置し、病棟活動を行っています。

　東住吉森本病院の薬剤師は４週９休の勤務体制であり、さらに１名が夜勤業務を行っています。20名の薬剤師のうち、９名が病棟に、残り11名が調剤室および医薬品情報管理室に配置され、調剤業務、注射薬供給業務（TPN無菌調製、抗がん剤調製を含む）、医薬品情報業務、病棟薬剤業務、その他業務（医薬品情報管理業務、製剤業務、治験業務など）を行っています。公休や夜勤を考慮した場合、日勤帯に常時稼働している実際の人数は在籍人数の約３分の２程度となります。

> ●事例病院DATA
>
> **医療法人橘会 東住吉森本病院**
> 住　所：大阪府大阪市東住吉区鷹合3-2-66
> 病床数：329床（一般300床、緩和ケア14床、特定集中治療室8床、救急7床）
> 診療科目：一般内科、外科、消化器内科、消化器外科、循環器内科、心臓血管外科、
> 　　　　　整形外科、リウマチ科、形成外科、脳神経外科、神経内科、呼吸器内科、
> 　　　　　糖尿病内科、救急科、放射線診断科
> 薬剤師：20名

❸ 医薬品関連のインシデント・アクシデント事例

⑴ 薬物治療の流れ

　図表6-1は、薬物治療の流れを表したものです。医師の指示に際して薬剤師は処方設計・提案を行い、調剤室での調剤・監査を終えた後に病棟薬剤師が処方内容・調剤内容の最終監査をします。その後、患者に薬剤管理指導をはじめとした服薬支援を行い、効果・副作用の評価を経て次の指示へとつながります。薬剤師は医師とともに効果や副作用の評価を行い、処方設計・提案によって薬物療法へ還元するという重要な役割を担っています。治療を「点」で見るのではなく、自分の提案した内容がどのような結果となったかを評価して次の処方へ反映させるという、「線」として捉えたかかわりが必要になり、他職種との連携や医療チームへの参画が求められます。

　医薬品がある場所には必ずリスクがあり、薬剤師が関与すべき点があります。

⑵ どのようなインシデント・アクシデント事例が発生しているか？

　ここでは、東住吉森本病院で実際に発生した医薬品関連のインシデント・アクシデント事例を紹介します。

　・持参薬としてバルサルタン錠40mg（降圧薬）を1日1錠服用してい

た患者に対し、持参薬がなくなったので、医師が処方を行った。その際、病院採用薬のバルサルタン錠80mgを1日1錠処方。どちらも1錠であるが、成分としては倍量の処方となっていた。処方医に確認すると、病院採用薬が40mgと思い込んでいたとのことで処方変更。
- 1回の服用で約7日間効果が持続する抗菌薬を、1日1回・7日分処方。通常の7倍量の処方であった。処方医は毎日服用すべき薬剤であると誤認識していたとのことで1日分へ処方変更。
- 前立腺肥大の既往がある患者に対して、禁忌（投与してはならない）とされている総合感冒薬を処方。処方医は禁忌であることを失念していたとのことで処方中止。
- 高齢で腎機能が低下している患者に対し、腎臓で代謝される抗菌薬を通常量で処方。生理機能の低下を理由に処方医へ減量を提案し、処方

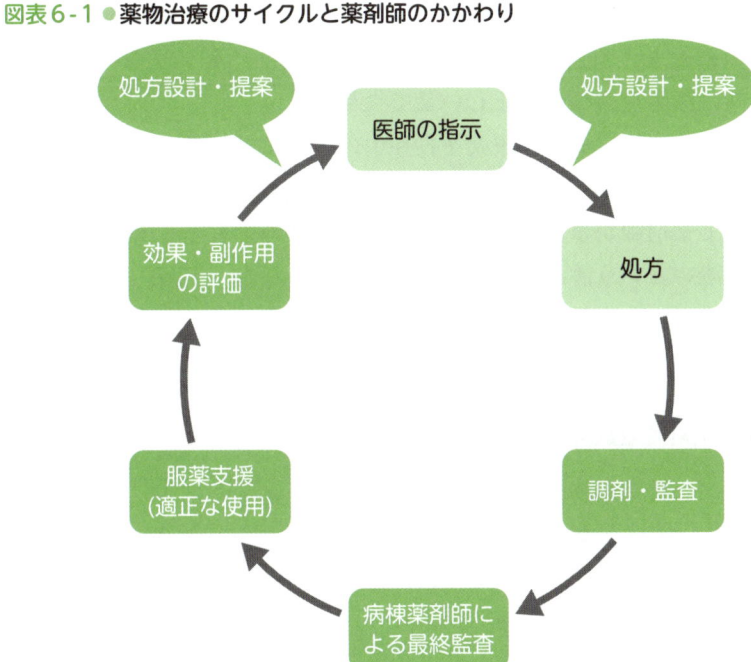

図表6-1 ● 薬物治療のサイクルと薬剤師のかかわり

※濃色部分が薬剤師が関係している業務

変更。
- 高カロリー輸液を指示する際、メニュー中にビタミンB_1が含まれていなかった（ビタミンB_1欠乏によって重大な副作用が発生する危険性あり）ので指示医へ確認すると、入れ忘れとのことで処方変更。
- グリベンクラミド錠2.5mg（糖尿病治療薬、血糖降下薬）の処方に対し、グリベンクラミド錠1.25mgを調剤。監査者が気づき、正しい内容で再調剤。
- １本200ml輸液の指示に対し、同名称の１本500ml輸液をそろえた。監査者によってミスが発見され、正しい内容で再調剤。
- 酸化マグネシウム原末（緩下剤）の処方に対し、薬剤師が乳酸菌製剤（整腸剤）を調剤。どちらも白地に青文字の粉薬であり、外観が類似していた。監査者も気づかず病棟へ払い出しがなされたが、病棟薬剤師が気づき再調剤。
- 医師が看護師にインスリン製剤の投与を指示する際、指示は５単位だったのに対し、看護師は５ml（５ml＝500単位）をシリンジに準備。投与前に医師が気づき、正しい量で投与。
- 高コレステロール血症治療薬を投与中の患者に対して、発生頻度が比較的高い副作用である横紋筋融解症の初期症状（褐色尿や筋肉痛など）について薬剤師が事前説明。投与開始後にこの患者を訪床した際、尿の色が濃いという訴えがあったため主治医に報告。主治医はこのことに気づいておらず、副作用が発現しているとの判断によりこの薬剤は服用中止。

❹ 医薬品関連医療過誤防止の具体策

このように、日常業務において、さまざまなインシデント・アクシデントが発生しています。東住吉森本病院の薬剤師は、インシデント・アクシデントをできるだけ少なくするために、日常業務において、特に以下の点を注意しています。

(1) 常用薬に関する情報

　入院前・来院前に患者が使用していた薬剤に関する情報を得ることは、非常に重要です。この内容を把握しておかないと、処方した薬剤が重複していたり、同時に用いてはならない薬剤である危険性があります。また、持参薬がすべて常用薬であるとは限らないことにも注意が必要です。

　具体的には、毎日服用している血圧の薬と、数日前に他院で処方された風邪薬の持ち込みがあり、医師はそれらすべてが常用薬だと思い継続分の処方をしてしまった例や、処方変更があった前後の薬（中止になった薬と新しく処方された薬）の持ち込みがあり、その両方を継続するよう指示してしまった例などが挙げられます。

　さらに、普段は誰がどのように服薬を管理しているのか、といった情報も重要です。自分が服用している薬剤について理解しており、管理もできている患者もいれば、そのいずれか、または両方が難しい患者もいます。医師や看護師とこのような情報を交換し合うことで、患者に適した提案を行うことが可能となります。

(2) 既往歴、アレルギー・副作用歴、妊娠や授乳の有無

　既往歴によっては原疾患を悪化させてしまう薬剤があります。また、アレルギーや副作用を起こしたことのある薬剤を再度投与した場合、生命を脅かすような事態になりかねません。また、成人にとっての常用量であったとしても、胎児や乳児の場合は過量となることが多く、妊娠や授乳に関する情報も薬剤選択には重要です。

　これらの情報は、薬剤師に限らず他職種でも確認が必須とされる項目ですが、他職種任せにはせず、薬剤師自身でしっかり確認を行うことが重要です。

(3) 処方内容に関する情報

　医師の処方に対し、薬剤師はその妥当性についてチェック（処方監査）を行った上で調剤に臨みます。この際に根拠となるのは、各医薬品の添付文書です。添付文書は製薬会社から発行される最も基本的な医薬品情報が

記載され、薬事法にもとづいて作成される公的文書です。

(4) 複数規格、外観の類似、同効薬（薬効の類似した薬剤）

　同じ薬剤名で規格（mg、ml、％など）の異なるもの、薬のデザインが類似しているもの、薬剤名や有効成分が異なっていても薬効が類似しており重複投薬となってしまうものなどは、特に注意が必要です。ジェネリック医薬品のように、同一の有効成分について複数の薬剤名が存在するものも、これに該当します。また、薬剤師が調剤時に取り違えるというミスのほかに、医師の処方ミス、看護師の投薬ミスといったケースも考えられます。指示（処方）発生から施行までのすべてのプロセスにおいて、取り違えの起こりにくいシステムや運用の整備に、薬剤師が関与していく必要があります。

(5) 配合変化

　注射薬に多いのですが、2種類以上の薬剤を混合した場合に、それらの反応によって沈殿物や有害物質が生じたり、有効成分が分解されてしまったりと、望まれない現象を引き起こしてしまうことがあり、これを「配合変化」と呼びます。配合変化に関するある程度のデータは製薬会社などから提供されますが、すべての薬剤に対して試験を行っているわけではないことや、混合する薬剤の種類が増えれば増えるほど予測が困難になることから、配合変化に関する薬剤師の知識と医師の臨床的判断が重要になります。投与すべき薬剤を適切に投与するために、医師から投与経路の選択について質問を受けたり、薬剤師から積極的に処方提案を行う場合もあります。

(6) 薬物相互作用

　体内（血液中）に種類の異なる複数の薬物が存在する場合に、その組み合わせによっては期待される効果とは異なる効果を示してしまうことがあります。これを「薬物相互作用」といいます（医療現場では略して「相互作用」と表現されることが多い）。それぞれの薬剤が正しい用法・用量で

使用されていたとしても、薬物相互作用により必要以上に血中濃度が上昇して副作用を引き起こしたり、分解されるスピードが高まり十分な薬効が発揮されないことがあります。一般的に「飲み合わせが悪い」といわれる状態が、これにあたります。

例えば、ある種の抗てんかん薬と抗菌薬を同時に投与した場合、抗てんかん薬の血中濃度が単独投与時と比較して低下し、有効な血中濃度を保つことができずにてんかん発作が引き起こされる危険性が高いため、併用してはならないとされています。

薬物相互作用には代謝酵素などの生理機能が大きく関連しているため個人差が大きく、薬剤の投与前に血中濃度がどの程度変化するかという予測は難しいため、治療上の有害事象が発生するリスクが高いものに関しては、併用を避けることが添付文書で定められています。「併用禁忌（併用しないこと）」、「併用注意（併用に注意すること）」といった表現により、組み合わせのリスクが層別されています。

また、これらは内服薬に限らず、注射薬や食品との組み合わせでも発生する現象です。例えば、抗凝固薬のワルファリンカリウムは、ビタミンKによってその作用が大幅に減弱してしまうため、ビタミンKを豊富に含むクロレラや青汁、ビタミンKを多く産生する納豆菌が含まれる納豆の摂取は避けなければなりません。

薬剤師は医師が処方した薬剤の相互作用をチェックするだけでなく、患者の日常生活にまで配慮して処方提案や情報提供を行っていく必要があります。薬物の血中濃度をモニタリングしながら効果や副作用の評価を行ったり、パンフレットや説明用紙を用いて患者にわかりやすく説明することを心がけるなど、適切な薬物治療が行われるように努めます。

(7)効果や副作用の指標となる項目

薬剤投与後の観察も重要なポイントです。医師は自分が処方した薬剤の効果に対するアセスメントは念入りに行っている半面、副作用にはあまり目を向けていないこともあります。検査によってモニタリングできるものもありますが、患者の自覚症状を聞きとることでしか発見できないものな

どもあり、意識的に注意を払っておかなければ見逃してしまうことがあります。もちろん効果の確認も大切ですが、投与された薬剤によって患者が被害を受けることのないように、副作用の早期発見に努めることも薬剤師の重要な役割の1つです。

また、厚生労働省が実施している医薬品・医療機器等安全性情報報告制度によって医薬品による副作用や感染症などの情報を他施設と共有することで、自施設で経験したことがない事例についても注意を払うことができます。東住吉森本病院では、薬剤師が主導してこの報告を行っています。

(8) 処方内容や病態に対する患者の理解度

処方内容や病態について、患者や家族がどの程度理解しているかを把握

キーワード　ハイリスク薬

特に安全管理が必要な医薬品を指し、診療報酬上でもこの言葉が使用される。ただし、医療機関の規模や機能によってさまざまな考え方があるため、現在のところその選定は各医療機関の裁量に任されており、各施設の「医薬品の安全使用のための業務手順書」に定めるものとされている。

一例として、「厚生労働科学研究『医薬品の安全使用のための業務手順書』作成マニュアル」においてハイリスク薬とされているものは以下の通り。

①投与量等に注意が必要な医薬品
②休薬期間の設けられている医薬品や服用期間の管理が必要な医薬品
③併用禁忌や多くの薬剤との相互作用に注意を要する医薬品
④特定の疾病や妊婦等に禁忌である医薬品
⑤重篤な副作用回避のために、定期的な検査が必要な医薬品
⑥心停止等に注意が必要な医薬品
⑦呼吸抑制に注意が必要な注射剤
⑧投与量が単位（Unit）で設定されている注射剤
⑨漏出により皮膚障害を起こす注射剤

このような薬剤に対しては、処方から投与までの経路において、ほかの薬剤と比べてレベルの高い管理を行うことが望まれる。

することは、入院中および退院後の薬物治療計画を立案するにあたり、大きな要素となります。有効な治療であったとしても患者が正しく服薬できなければ効果がないため、患者の生活環境を十分に考慮した上で薬剤を選択する必要があります。また、入院中は看護師などに介助を依頼できますが、退院後はそれができなくなるため、患者家族と面談して支援を依頼することもあります。その際、患者に合ったピルケースの提案なども行います。

医療ソーシャルワーカー（MSW）や介護支援専門員（ケアマネジャー）などが介入している場合は、そちらとの連携も重要です。

Column

医薬品に関連するリスクとは？

医薬品は正しく用いられなければ健康被害をもたらしますが、「正しく用いられない」ことの要因として、いくつかの種類が考えられます。システムなどの施設固有の事情により発生頻度は変わりますが、それぞれ対策を検討し講じる必要があります。

①**処方におけるミス**：薬剤の選択間違い、用法用量の間違い、適応外処方[*1]、禁忌薬投与[*2]など

②**調剤におけるミス**：薬剤の取り違え、数量の間違い、用法用量の表示に関する間違いなど

③**投薬におけるミス**：患者間違い、投与量・投与速度の間違い、投与経路の間違い、医療従事者を含め周囲へ被害を及ぼすような不適切な手技（例：抗がん剤の混合調製間違い）、患者の飲み間違いなど

④**投薬後のモニタリングにおけるミス**：効果の評価における間違い、副作用や有害事象への対処の遅れなど

*1　適応外処方：医薬品を、薬事法上の承認内容に含まれない目的で使用するために処方すること。
*2　禁忌薬投与：当該医薬品をその患者に投与してはならないことを表す。患者の既往歴に対する禁忌や、医薬品の組み合わせによる禁忌、または絶対的禁忌と相対的禁忌など、その種類は複数ある。

❺ 医薬品に対する責任の明確化と情報の集約

　医薬品に関するリスクマネジメントを行う際は、まず情報を集約することが重要です。現場で発生したインシデント・アクシデント事例が報告されず、対策を講じられない状態は避けなければなりません。そのためには、医薬品に関する事例が発生した場合に、必ず情報を伝えるべき報告先を定め、それを院内に周知する必要があります。

　医療法では、病院の管理者に対し、医薬品の安全使用のための責任者（医薬品安全管理責任者）を配置することを義務づけています。また、この医薬品安全管理責任者は安全管理委員会との連携のもとで以下の体制を確保することとされています。

　①医薬品の安全使用のための業務に関する手順書の作成
　②従事者に対する医薬品の安全使用のための研修の実施
　③医薬品の業務手順書にもとづく業務の実施
　④医薬品の安全使用のために必要となる情報の収集、その他の医薬品の
　　安全確保を目的とした改善のための方策の実施

　東住吉森本病院の場合、医薬品安全管理責任者は薬剤科の責任者である薬剤科長が担当しています。現場で発生した医薬品に関するインシデント・アクシデント事例の情報は、まず薬剤師（病棟薬剤師または調剤室担当薬剤師）が収集し、リスクマネジメント担当薬剤師への伝達を通じて医薬品安全管理責任者へと報告されます。これを受けた医薬品安全管理責任者は、その重要度に応じ、医療安全管理者を中心とした安全管理委員会と連携して対策を講じます。

　このように、現場で発生した医薬品関連のインシデント・アクシデント事例は、薬剤師を窓口として医薬品安全管理責任者へ報告される体制をつくるために、医薬品に関する責任者（責任部署）を薬剤科長（薬剤科）と定め、「責任は薬剤科にあるため、薬剤師に報告しなければならない」、「薬のことはとりあえず薬剤師に」という意識を他職種に持ってもらうことが重要であると考えます。

❻ 他職種の医薬品に対する無関心

　薬剤師業務が拡大する中で懸念されることは、他職種が医薬品に対する関心を失ってしまうことです。「薬剤師が見ているから、薬のことは大丈夫だろう」と考え、その職種としてやるべきチェック機能を喪失してしまっている事例が報告されています。薬剤師が発生源となっているインシデント・アクシデントについて、別の薬剤師は気づかなかったが他職種から指摘されて発覚した事例は少なからずあります。他職種という別視点から物事を見ることで気づくことができるインシデント・アクシデントは確かにあり、多方面によるチェック機能を持たせることは非常に重要です。

　医薬品関連のインシデント・アクシデント事例だからといって、それらを薬剤師が一手に引き受けても、根本的な解決策を導くことができません。当事者（インシデント・アクシデントの原因となった職種）による振り返りと改善策の立案が大切であることは当然ですが、医薬品が関係しているインシデント・アクシデントに対する薬剤師の関与は必須であり、当事者の傍らに立ち、ともに対策を考える関係の構築が大切です。

　一方、他職種からは、身近に薬剤師がいることで、医薬品に関する質問を気軽に行えるため、知識が拡充したという意見もあります。薬剤師の業務拡大が即座に他職種の医薬品に対する無関心を招くわけではないようですが、その可能性を十分に考慮して薬剤師の業務内容を決定する必要があるでしょう。

❼ 薬剤師によるリスクマネジメントの意義

　薬剤師の存在意義は医薬品の適正使用にあります。また、医療事故のうち医薬品関連の事故は大きな割合を占めます。医師の指示通りに調剤や監査を行うことは非常に重要ですが、それに留まらず、薬剤師が患者に最も適した薬剤や投与方法を考え、医療チームの中で提案していくことは、治療の有効性を高めることにつながります。

　「餅は餅屋」ということわざがありますが、「薬は薬剤師」という言葉が本当の意味で使われることが医療の質向上につながります。薬剤師は、そ

れにふさわしい知識と技術を磨き続けることが求められているのです。

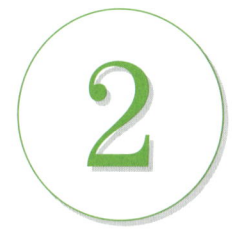

② マネジメント戦略の基本

医薬品管理データの作成とモニタリング

DPCを用いた効果的な病院マネジメント
　　事例：川崎市立川崎病院

マネジメントに不可欠な統計的品質管理手法
　──QC7つ道具の活用

医薬品管理データの作成とモニタリング

湯本 哲郎（星薬科大学准教授）

1 病院経営における医薬品管理データの重要性

　医薬品購入額は、病院支出において固定費用である人件費に次いで大きく、患者数、疾患の重症度や流行性（花粉症、インフルエンザなど）、手術や検査件数などで使用・購入量が変動します。これを変動費用といいます[1]。つまり、医薬品購入額が病院経営に与える影響は大きく、厳格な管理が求められます。また、医薬品の管理はコスト面だけでなく、治療や法的（医療用麻薬、毒薬・劇薬、特定生物由来製品など）な視点での管理も不可欠であり、薬剤師の責任は重大です。

　病院経営の視点で医薬品の管理を行う場合、その情報源には、電子カルテ、オーダリングシステム、診療報酬明細書（レセプト）やSPD（Supply, Processing & Distribution：物品管理システム）等のデータを活用した経営分析システム、ベンチマーキング（DPC対象病院）、医薬品管理システムなどさまざまなものがあります。本節では、薬剤師が日常業務で扱っている医薬品管理システムについて、また指標としては医薬品購入実績に焦点をあてて、基礎的なことを説明します。

> **キーワード　ABC分析**
>
> 　医薬品を「経済的価値」で重点的に管理する際に用いられる分析手法。ABC分析法[1]によるAグループとは、一定期間における総購入（使用）金額が上位から累積して全体の7割を占める医薬品であり、品目数としては全品目数の1割程度となる。また、Bグループは、総購入（使用）金額ならびに品目数ともに全体の2割、Cグループは、総購入（使用）金額が下位の1割、品目数で全体の7割を占める医薬品である。仮に1年間の購入金額を1億円、採用品目を1,000品目とすると、約100品目を厳格に管理することで7,000万円の購入管理が可能となる。本分析法は、ジェネリック医薬品への切り換え品目を選定する際にも用いられる。

図表7-1 ● 医薬品管理業務における主な集計・解析項目

管理項目			
購入	在庫	出庫	使用
■医薬品購入量・購入額 ・医薬品卸売業者別 ・製薬企業別 ・薬効別 ・剤形別	■部門別在庫量・在庫金額（棚卸し） ・薬剤部門（医薬品倉庫） ・薬剤部門（医薬品倉庫外） ・病棟・診療部門 ・災害用備蓄	■出庫量・出庫金額 ・病棟・診療部門別 ・品目別 ・薬効別 ・剤形別	■部門別使用量・使用金額（薬価収入） ■部門別医業収益対薬剤費比率 ■病院収入対薬価収入比率 ■投薬（注射）薬品使用効率
■薬価差益(平均と実質、額と率)	■重点管理品目別在庫状況 （法的規制医薬品、高額医薬品等）	■ABC分析	■診療行為別薬価収入 （投薬、注射、検査、手術、処置等） ■上記に該当しない条件での薬価収入 （保険別、自費等）
■ABC分析			
■医業収益対薬剤費比率（％）	■部門別医薬品廃棄量・廃棄金額		
■病院支出に占める医薬品購入額（％）	■在庫回転率※1	■その他	■DPC疾患別薬剤費率
■医薬品購入額に占めるGE購入額（％）	■在庫率※2		■患者1人あたりの薬剤単価
■その他	■死蔵品（デットストック）率※3		■処方箋1枚（1剤）あたりの平均単価
	■その他		■その他

※1 在庫回転率
$$= \frac{\text{同期間中の出庫総金額}}{\text{一定期間中の平均在庫金額}} \times 100 \ (\%)$$

※2 在庫率
$$= \frac{\text{年度末在庫金額}}{\text{月間平均消費金額}} \times 100 \ (\%)$$

※3 死蔵品率
$$= \frac{\text{不用品在庫金額}}{\text{在庫金額}} \times 100 \ (\%)$$

（出典：朝長文弥『医薬品管理の基礎と実践』じほう、新日本監査法人医療福祉部、（株）ミックス編『病院経営診断ハンドブック』医学書院、湯本哲郎ほか『総合相模更生病院における後発医薬品導入に伴う経済効果への評価』医薬ジャーナルより作成）

　医薬品管理システムから得られる（または2次的に作成される）指標を図表7-1に示します。医療機関にとって必要な指標を選定し、継続してモニタリングしていくことが重要です。なお、ABC分析[1]や医業収益対薬剤費比率、在庫回転率などは、中堅以上の薬剤師にとって理解しておくべき代表的な指標です。また、データの活用範囲は、薬剤部門だけでなく病院管理者や他部門にも及ぶため、元データをそのまま使用するのではなく、

報告対象に合わせて情報を加工することも重要です。

> **キーワード　医業収益対薬剤費比率（％）**
>
> 　医薬品の購入金額は、医業活動によって大きく影響を受けるため、購入額の増減のみで管理体制が適切かそうでないかを評価することは不適切であり、医業収益に対する薬剤費の割合を指標として用いる場合がある。薬剤部門としては、医業収益や材料費に占める薬剤費の割合を把握しておく必要がある。なお、医業収益対薬剤費比率[4]は20％前後といわれているが、医療機関の状況によりまったく異なるため、自施設の状況を踏まえてデータを評価していくことが重要。また、他施設とデータを比較する場合は、病床規模や医療形態などの違いに注意を払う必要がある。

② 医薬品管理データの加工方法

　図表7-2は、医薬品管理システムの帳票機能で得られた購入実績を病院管理者への提出資料として加工していくプロセスを示しています。

　1次加工では、金額の単位変換（円から万円）、小数点以下の桁数の変更、消費税込みでの差益率や医薬品卸別の占有率の追加を行っています。これらの作業は、単にデータを把握しやすくするだけでなく、消費税による影響の大きさ、医薬品卸との取引状況の透明性など、薬剤部門側のメッセージを間接的に伝える手段にもなります。

　2次加工では、総購入金額を一番に把握しやすくし、さらに医薬品卸の取引状況を視覚的に把握できるようにグラフ化しています。今回は、単月（1か月間）のデータであるため一例として棒グラフを選択しましたが、月間や年間比較など連続性のある場合は折れ線グラフを選択するなど、提供する情報に合わせて情報を加工することが重要です。さらに、集計結果だけでなく統計解析を加えることで、よりアカデミックかつロジカルな報告や提案ができます。

③ 医薬品管理データのモニタリング

　医薬品管理データは、適切にモニタリングし、評価していくことが重要

図表7-2 ● 医薬品管理業務における帳票の加工例

帳票　　　　　　　　　　　　　　　　　　　　　　　　　　　　　　　　　　金額：円

	金額(薬品合計)	税込金額(薬品合計)	薬価金額	薬価差	利益(%)	金額(合計)	税込金額(合計)
卸A社	5,196,721	5,456,557.05	6,095,300.2	898,579.2	14.472	5,196,721	5,456,557.05
卸B社	4,503,321	4,728,487.05	5,302,478.5	799,157.5	15.071	4,503,321	4,728,487.05
卸C社	4,148,674	4,356,107.70	4,797,234.6	648,560.6	13.519	4,148,674	4,356,107.70
卸A社(薬価対象外)						67,312	70,677.60
卸B社(薬価対象外)						48,348	50,765.40
卸C社(薬価対象外)						62,436	65,557.80

⇩ 1次加工

医薬品購入状況　　　　　　　　　　　　　　　　　　　　　　　　　　　　　金額：円

	薬価該当金額	購入金額	薬価差益	薬価差益(%)	購入額(薬価対象外)	総購入額(税込み)	占有率(%)
卸A社	610万	税抜き：520万	税抜き：90万	14.8	—	553万	37.5
		税込み：546万	税込み：64万	10.5	税込み：7万		
卸B社	530万	税抜き：450万	税抜き：80万	15.1	—	478万	32.5
		税込み：473万	税込み：57万	10.8	税込み：5万		
卸C社	480万	税抜き：415万	税抜き：65万	13.5	—	442万	30.0
		税込み：436万	税込み：44万	9.2	税込み：6万		
計	1,620万	税抜き：1,385万	税抜き：235万	14.5	—	1,473万	100.0
		税込み：1,455万	税込み：165万	10.2	税込み：18万		

⇩ 2次加工

総購入額（税込み）1,473万円

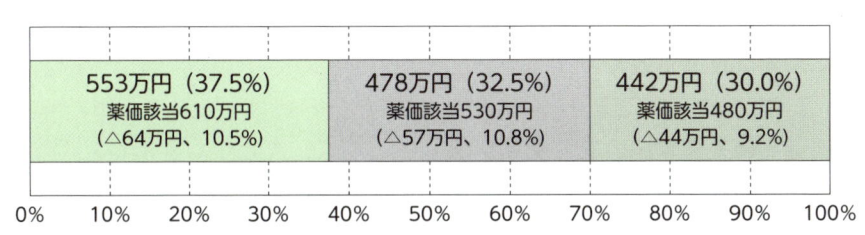

553万円（37.5%）	478万円（32.5%）	442万円（30.0%）
薬価該当610万円（△64万円、10.5%）	薬価該当530万円（△57万円、10.8%）	薬価該当480万円（△44万円、9.2%）

0%　　10%　　20%　　30%　　40%　　50%　　60%　　70%　　80%　　90%　　100%

です。例えば月報であれば、昨年の同月との比較や前月との比較、また数か月程度前から確認することでデータの連続性を把握することもできます（図表7-3）。

　モニタリング業務は、コスト管理の評価（購入エラーの確認、購入計画

図表7-3 ● 医薬品購入実績のモニタリング例①（月報、年報）

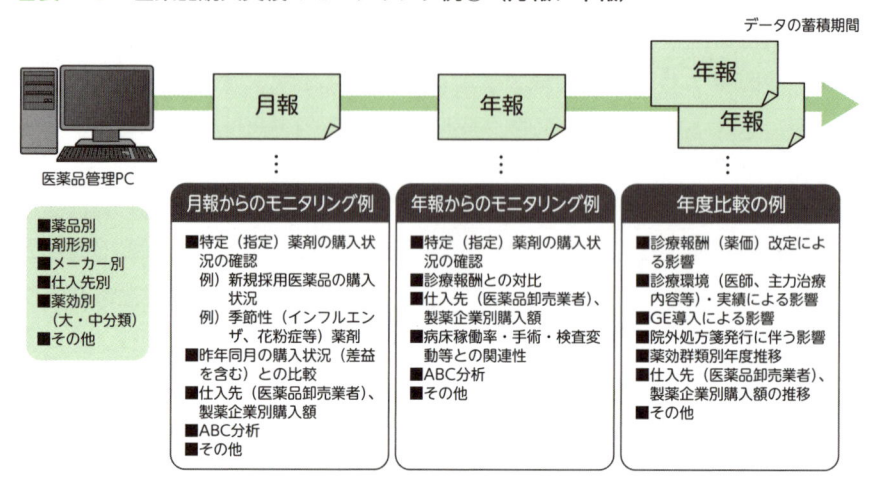

月報からのモニタリング例
- 特定（指定）薬剤の購入状況の確認
  - 例）新規採用医薬品の購入状況
  - 例）季節性（インフルエンザ、花粉症等）薬剤
- 昨年同月の購入状況（差益を含む）との比較
- 仕入先（医薬品卸売業者）、製薬企業別購入額
- ABC分析
- その他

年報からのモニタリング例
- 特定（指定）薬剤の購入状況の確認
- 診療報酬との対比
- 仕入先（医薬品卸売業者）、製薬企業別購入額
- 病床稼働率・手術・検査変動等との関連性
- ABC分析
- その他

年度比較の例
- 診療報酬（薬価）改定による影響
- 診療環境（医師、主力治療内容等）・実績による影響
- GE導入による影響
- 院外処方箋発行に伴う影響
- 薬効群別年度推移
- 仕入先（医薬品卸売業者）、製薬企業別購入額の推移
- その他

医薬品管理PC
- 薬品別
- 剤形別
- メーカー別
- 仕入先別
- 薬効別
  （大・中分類）
- その他

の修正）に留まらず、管理品目（医療機関によって異なる）の使用状況、診療報酬改定や診療環境（医業活動）の変化、新薬・ジェネリック医薬品の導入に伴う影響などを確認する点でも重要です。注意点として、データの評価にあたっては、医薬品管理の経験を積んだ者でない限り、数字と想像で判断することは極力避けるべきです。また、購入実績は一度確定してしまうと修正できません。月の中間や一定購入額を越えた時点でチェックするなど、購入にかかわるエラーを早期に発見し、対応できる体制をつくっておくことも重要です。

⑴医薬品購入額実績のモニタリング①

　医薬品の購入額は変動費用であり、原則として医業活動（医業収益）の変動に比例して購入額も変動します。

　薬価収入と医薬品購入実績の月別推移例を図表7-4に示します。薬価収入と購入実績Aとのグラフを比較した場合、両者は同じ傾向で変動していることが読みとれます。このようなケースでは、ある程度適正な購入管理が実施されていると判断することができます。一方、薬価収入と購入実績Bとのグラフを比較した場合、両者の関連性にばらつきがあります。この

図表7-4 ● 薬価収入と医薬品購入実績との関係例

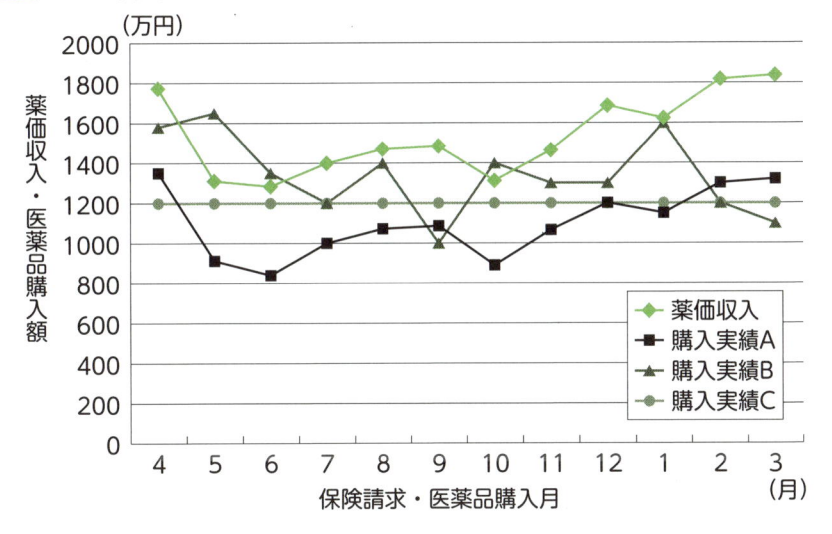

ような状況の場合、過剰な購入や偏った在庫の有無など原因を調べる必要があります。少々極端ですが、購入実績Cのようなケースも見られます。これは、医薬品購入予算をほぼ均等に分配し、在庫（金額）に余裕のある管理方法です。前提として病院管理者の医薬品への予算配分に一定の理解が必要ですが、変動は少なく、薬剤部門としても安定した購入・在庫管理を行うことができます。

医療機関では、材料費、特に薬剤費への注目度が高いため、購入実績Aのケースが多いと推測されます。このようなケースでは、医業収益対薬剤費比率が有益です。これは次項で解説します。

(2)医薬品購入額実績のモニタリング②

図表7-5は、ある医療機関における10年間の医薬品購入実績です。2002（平成14）年度の総購入金額（税込）、医業収益対薬剤費比率（％）、薬価差益（率）、医薬品買掛金（3月末時点）を基準に各年度の実績を相対比率で示しています。また、参考までに薬価改定が行われた年度は、該当年度に改定と表記してあります。

図表7-5 ● 医薬品購入実績のモニタリング例②（年度比較）

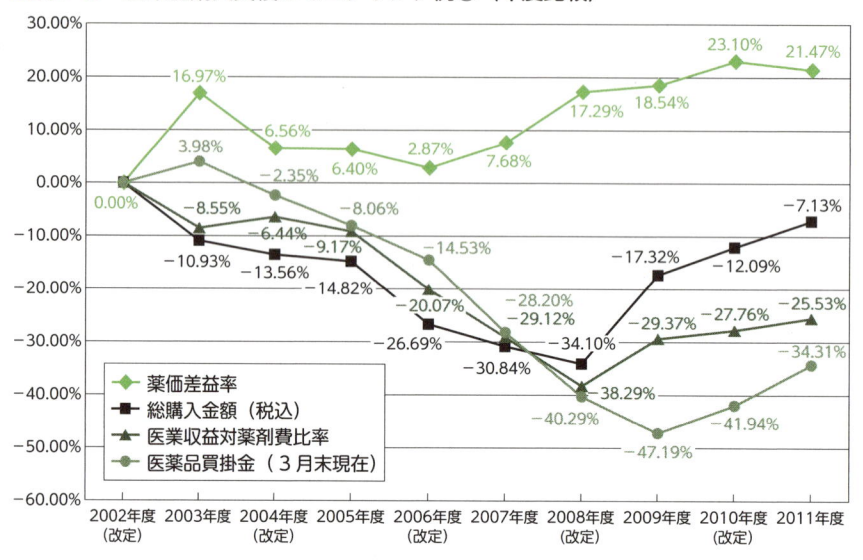

［グラフ：薬価差益率、総購入金額（税込）、医業収益対薬剤費比率、医薬品買掛金（3月末現在）の2002年度～2011年度の推移］

- 薬価差益率：0.00%（2002）、16.97%（2003）、6.56%（2004）、6.40%（2005）、2.87%（2006）、7.68%（2007）、17.29%（2008）、18.54%（2009）、23.10%（2010）、21.47%（2011）
- 総購入金額（税込）：−10.93%、−13.56%、−9.17%、−20.07%、−30.84%、−34.10%、−17.32%、−12.09%、−7.13%
- 医業収益対薬剤費比率：−8.55%、−6.44%、−14.82%、−26.69%、−29.12%、−38.29%、−29.37%、−27.76%、−25.53%
- 医薬品買掛金（3月末現在）：3.98%、−2.35%、−8.06%、−14.53%、−28.20%、−40.29%、−47.19%、−41.94%、−34.31%

　年度比較の資料では、同じ医療機関における購入実績の変遷（概要）を知ることができます。具体的には、病院の新築・増改築（病床数の変化）、病床の稼働率、医師の人事、院外処方箋の発行、ジェネリック医薬品の導入、高額医薬品の使用など、購入実績に影響を及ぼす要因はさまざまであり、薬剤部門として説明責任を果たせるようにしておくことが重要です。

　2003（平成15）年度のデータを見てみると、2002（平成14）年度と比較して総購入金額ならびに医業収益対薬剤費比率が減少し、薬価差益率が上昇していることが読みとれます。これは、高額医薬品（ABC分析のAならびにBの上位品目）をジェネリック医薬品に変更したことが大きく影響しています。原則としてジェネリック医薬品への変更は、購入額の削減効果が大きく、薬価差益が先発医薬品使用時と比較して獲得しにくくなります。なお、ジェネリック医薬品が市場で認知され始めた過渡期では、医療機関における価格交渉次第で削減効果と差益獲得が得られる状況もありましたが、2004（平成16）年度のデータからもわかるように、実勢価格調査から薬価が大きく下がってしまうことで薬価差益も縮小しています（現在では

薬価防衛のために、以前のような安売りはなくなっています）。ジェネリック医薬品を導入する際は、購入額の削減が主たる効果であることを認識しておくことが必要です。

2005（平成17）年度から2008（平成20）年度の4年間は、薬価差益を維持しながら総購入金額や医業収益対薬剤費比率、医薬品買掛金を減少させています。この時期は、医薬品卸との価格交渉（決算支払い期間の短縮を含む）に加え、新規収載ジェネリック医薬品の導入、厳格な採用品目の整理（病院機能評価の影響）や購入・在庫管理などが実施されました（価格交渉については54ページ～参照）。

2009（平成21）年度のデータを見てみると、総購入金額ならびに医業収益対薬剤費比率が増加していることが読みとれます。この時期は、注射薬を中心とした高額医薬品の多くがジェネリック医薬品に切り替えられたこと、新規収載ジェネリック医薬品が内服薬で多かったこと（院外処方発行率が高ければ購入額への影響は小さい）、医師人事による手術ならびに外来化学療法件数の増加、高額医薬品（抗がん剤、分子標的治療薬、抗リウマチ薬など）の採用・使用増加などが特徴として挙げられます。つまり、主たる購入削減策であるジェネリック医薬品を活用できない状況下で、医療機能（医療単価）が上がった状態を意味しています。外来化学療法を例に挙げると、全般として高額な治療であることは認識できると思いますが、在庫金額の視点も重要となります。あってはいけないことですが、抗がん剤の調製ミスや破損等のトラブルが生じた場合、病院の経営的損失以上に患者への治療遅延の問題が出ます。そのため、ほかの医薬品同様に一定の在庫を予備として確保しておく必要がありますが、患者1回あたりの医薬品費が20万円前後の化学療法の場合、化学療法の種類に応じて在庫金額も増加します。また、月末の返品作業も有用ですが、管理が煩雑となり、根本的な医薬品関連予算の修正が必要になってきます。なお、高額な新薬の採用が多くなるので、薬価差益は上昇しています。

総購入金額と医業収益対薬剤費比率に着目して2010（平成22）年度ならびに2011（平成23）年度を見てみると、総購入金額の増加率は高いですが、医業収益対薬剤費比率は安定しており、増加している購入金額が妥当であ

ると判断できます。

> **キーワード** **買掛金（accounts payable）**
> 掛取引（納品した商品を後日代金決済する取引）による支払義務（債務）[5]であり、医薬品購入に伴う未払い債務もあてはまる。医薬品の購入金額が高く、医薬品卸への決済支払い期間も長い場合は、買掛金が高額となり、病院経営に大きく影響する。

❹ 医薬品管理データのモニタリング──マクロからミクロへ

ここまで、「医薬品」という大きな視点で購入額を扱ってきました。

薬剤師としては、診療科、剤形（内服薬、外用薬、注射薬）、薬効（抗生物質、循環器用薬、糖尿病薬など）、法的管理品目（麻薬、向精神薬、毒薬・劇薬、特定生物由来製品など）、高薬価または高購入額医薬品（ABC分析）、医薬品卸、製薬会社など、さまざまな視点（属性）でモニタリングを行う必要があります。

図表7-6は、年間購入額を100%とした場合の各薬効群での構成比（%）を示したものです。ABC分析も高薬価、高購入額である医薬品を確認する上では有用ですが、どのような治療（薬効群）にコストが投資されているか、また、年度別のトレンドを把握する上では、このようなデータも参考となります。具体的には、数量ベースでは減少していなくても抗生物質をジェネリック医薬品へ切り替えたことで構成比が減少している点、治療患者数の増加に伴い、高薬価な抗がん剤、分子標的治療薬、またリウマチ

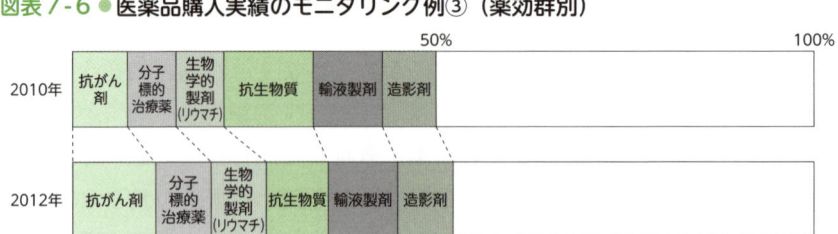

図表7-6 ● 医薬品購入実績のモニタリング例③（薬効群別）

年	抗がん剤	分子標的治療薬	生物学的製剤(リウマチ)	抗生物質	輸液製剤	造影剤		
2010年	抗がん剤	分子標的治療薬	生物学的製剤(リウマチ)	抗生物質	輸液製剤	造影剤	50%	100%
2012年	抗がん剤	分子標的治療薬	生物学的製剤(リウマチ)	抗生物質	輸液製剤	造影剤		

治療に用いる生物学的製剤の構成比が高まっている点、造影剤や輸液製剤などはほぼ一定の構成比で推移している点などを確認することができます。

❺ 医薬品管理データ取り扱いの注意点

　個人情報と同様に医薬品管理データは、病院経営、医薬品の使用実態などに直結することから、医療機関として「機密的」なものが多く、情報の開示を含めて慎重にデータを取り扱う必要があります。そのため、データは安易にUSBなどに保存せず、資料作成が終了した帳票なども保管の必要がないものは、すぐにシュレッダーで処理すべきです（薬剤部門で作成したからといって、すべての情報が部門内で共有されるべき情報ではありません）。

　また、MRは他社製品の使用状況に、医薬品卸のMSは他社の医薬品納入価に対して非常に興味を持っています。これらの情報は、上長の許可なく絶対に口外してはいけません。

◆参考文献
1）朝長文弥：医薬品管理の基礎と実践，じほう，1986年
2）新日本監査法人医療福祉部，（株）ミックス編：病院経営診断ハンドブック，医学書院，2006年
3）湯本哲郎ほか：総合相模更生病院における後発医薬品導入に伴う経済効果への評価，医薬ジャーナル，39（7），2067〜2071，2003年
4）湯本哲郎，水上義明：病院経営に貢献する薬剤部門におけるコスト管理，薬局，57（7），2423〜2429，2006年
5）石井孝宜：医療・介護施設のための経営分析入門，じほう，2003年

DPCを用いた効果的な病院マネジメント
事例：川崎市立川崎病院

小林 岳（川崎市立川崎病院薬剤部担当係長）

1 DPCとは

(1) DPCの定義

　DPCとは、急性期入院医療のためのDiagnosis（診断）、Procedure（行為、手法）、Combination（組み合わせ）からなる診断群分類のことです。DPCという共通単位を用いて施設間の比較分析を行うことにより、自施設の問題点や課題を容易に見つけることができます。このことからも、DPCは単なる診断群分類という意味に留まらず、医療の質を改善し、継続的に良質な医療を提供するための有用なマネジメントツールであるといわれています。

(2) DPC制度（DPC/PDPS）

　DPC制度は、2003（平成15）年に特定機能病院（83施設）から始まり、2013（平成25）年4月1日時点では1,496施設（準備病院244施設は含まない）にまで拡大し、病床数は約48万床、全一般病床の約53.1%を占めるに至っています[1]。DPC制度のねらいは「医療の透明化」、「医療の標準化」、「医療の効率化」、「医療の質的向上」であり、今後も導入施設の急速な増加が予想されます。

　DPC/PDPSのような包括支払制度は多くの先進諸国で導入されていますが、わが国は過去にアメリカのDRG/PPS（疾患ごとの1入院定額）の導入を試みたことがあります。しかし、DRG/PPSはわが国の保険医療制度になじまなかったため[2]、DPC/PDPSを独自に開発したという経緯があります。2つの制度の最も大きな相違点は、DRG/PPSでは在院日数が短いほどコストが削減され収益性が高くなるのに対し、DPC/PDPSでは在院日数が伸びても一定の収益は確保できることです。これはDPC/PDPSが、医療の質を評価する視点[3]である、構造（Structure）、過程（Process）、

図表8-1 ● 診断群分類番号（14桁）の構成

例）脳梗塞：「JCS30未満」-「手術なし」-「手術・処置等1なし」-「手術・処置等2・3あり」-「副傷病なし」
（エダラボンを投与した場合）

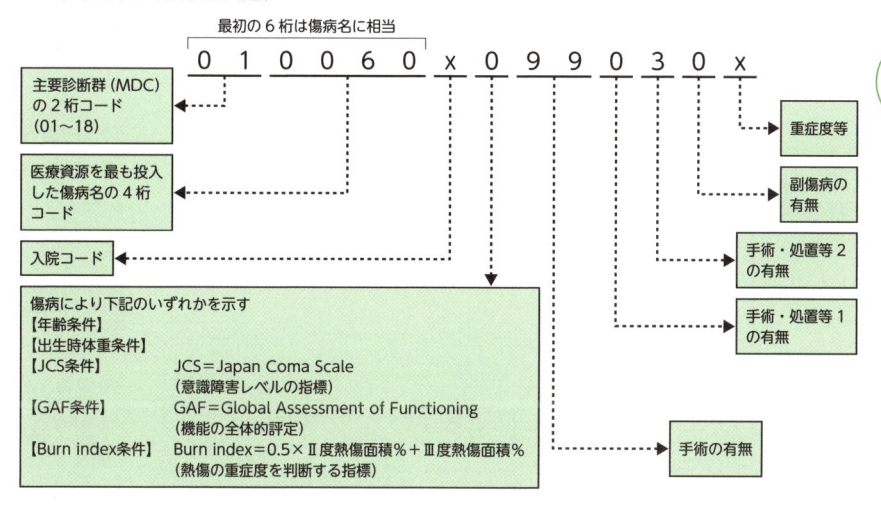

```
              最初の6桁は傷病名に相当
        ┌──────────────────┐
        0 1 0 0 6 0 x 0 9 9 0 3 0 x
```

- 主要診断群（MDC）の2桁コード（01～18）
- 医療資源を最も投入した傷病名の4桁コード
- 入院コード
- 傷病により下記のいずれかを示す
  - 【年齢条件】
  - 【出生時体重条件】
  - 【JCS条件】 JCS＝Japan Coma Scale（意識障害レベルの指標）
  - 【GAF条件】 GAF＝Global Assessment of Functioning（機能の全体的評定）
  - 【Burn index条件】 Burn index＝0.5×Ⅱ度熱傷面積％＋Ⅲ度熱傷面積％（熱傷の重症度を判断する指標）
- 重症度等
- 副傷病の有無
- 手術・処置等2の有無
- 手術・処置等1の有無
- 手術の有無

結果（Outcome）を重視した制度であり、粗診粗療は絶対にあってはならないという医療の本質を表したものであると考えられます。

(3) DPC包括評価の概要

① DPCコード（診断群分類番号）

DPCでは、2,927あるすべての診断群分類に対して、14桁で構成される「診断群分類番号」が割り振られています。このうち、2,241の診断群分類には包括点数が設定されており、2012（平成24）年3月19日付の官報で告示されています。

14桁の診断群分類番号は図表8-1のような構成となっており、最初の6桁は傷病名（516分類）に相当します[4]。頭の2桁は主要診断群（MDC：18分類）で、「01」であれば神経系疾患、「02」であれば眼科系疾患、「03」であれば耳鼻咽喉科系疾患となります。次の4桁がICD10（国際疾病分類）に対応した病名となります。

図表 8-2 ● 診断群分類（DPC）ツリー図

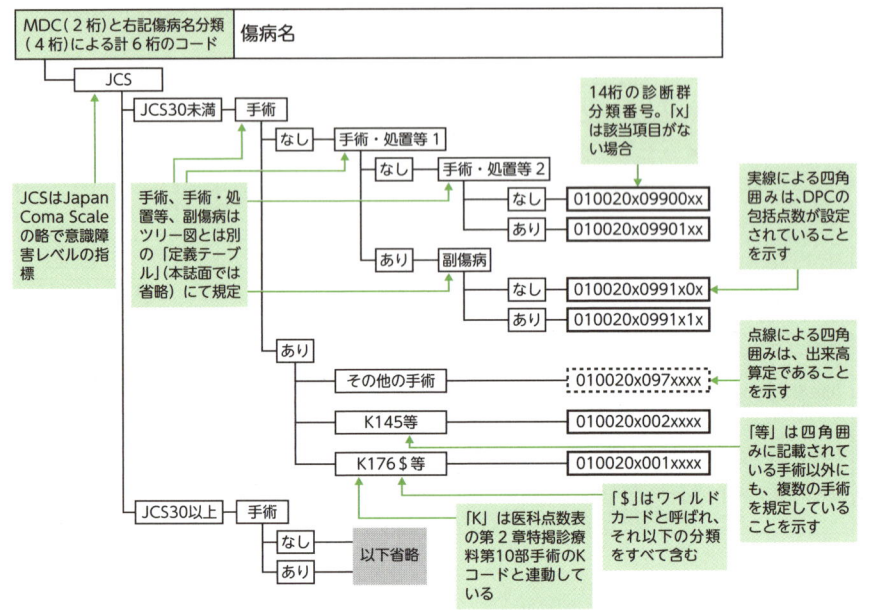

*上記のツリー図は見本であり、実際のものとは異なる

②診断群分類番号の割り付け

　入院期間中に医療資源を最も投入した「傷病名」と、入院期間中に提供される手術、処置、化学療法などの「診療行為」の組み合わせにより、診断群分類樹形図から最終的に14桁の診断群分類番号を割り付けます[4]（図表8-2）。

③包括点数の設定方法

　診療報酬の額は、診断群分類ごとに設定される包括評価部分と出来高評価部分の合計額となります。包括評価部分は、1日あたりの点数（3段階の階段設定）に在院日数と医療機関ごとに設定された係数（医療機関別係数）を乗じて算出されます。

図表8-3 ●「様式1」と「E/Fファイル」の関係

データ識別番号	退院年月日	入院年月日	医療資源病名	…	手術	実施年月日
0000000010	20080720	20080710	33		K282	20080711

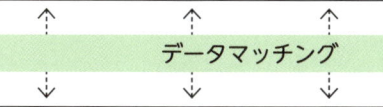

↑↓ データマッチング ↑↓

データ識別番号	退院年月日	入院年月日	データ区分	診療行為名称	行為点数	実施年月日
0000000010	20080720	20080710	33	ソリタT3号500ml	483点	20080711

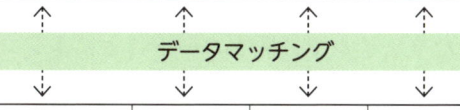

↑↓ データマッチング ↑↓

データ識別番号	退院年月日	入院年月日	データ区分	診療行為名称	使用量	薬剤料
0000000010	20080720	20080710	33	ソリタT3号500ml	2瓶	390円
0000000010	20080720	20080710	33	チェナム点滴用500mgキット	2キット	4,300円
0000000010	20080720	20080710	33	ビタメジン静注用	1瓶	140円

2 DPCデータと病院マネジメント

(1) DPCデータ

　DPCデータとは、分析可能な全国統一形式の患者臨床情報＋診療行為情報の電子データセットのことです。DPC調査対象病院から提出される臨床データは、「様式1」という簡易退院患者サマリと、各患者に行われた医療行為の詳細を記録した「E/Fファイル」の共通フォーマットで収集されています（図表8-3）。このデータを用いることにより、各患者が受けた診療内容を、収集したデータから目的に応じて再現することができます。しかもDPCデータはフォーマットが標準化され、かつ電子化されており、わが国の急性期医療を評価するための重要なデータベースとなっています。

①患者臨床情報（様式1）

　「様式1」には、医療機関コード、患者基本情報、入院退院情報、診断

情報、手術情報等の必須項目と、各種スコア・ステージ分類（TNM分類など）、化学療法・放射線療法の有無、妊娠の有無、喫煙指数等の臨床情報の非必須項目が含まれています。

②診療行為情報（E/Fファイル）

「E/Fファイル」には、1入院中のプロセス（いつ、何を、どれだけ行ったのか）がわかる情報が含まれています。Eファイルは、診療行為ごとの請求額の小計を記録するファイルで、患者別、一連の行為の順序別の点数が日別に手技料、薬剤費、材料費の区分で記録されています。Fファイルは、診療行為の詳細を記録したファイルで、医事コードごとに1レコードになっています。各行為における一連のデータは同じ順序番号を持っており、「一連の行為」として認識することができます。

(2)DPCデータ分析

DPCが導入されたことにより、膨大な医療情報を簡単に比較分析できるようになりました。厚生労働省が公開しているデータのみならず、種々の病院グループがシステムを通じて自主的に収集している情報など、マクロ、ミクロの両面で病院マネジメントに有用な多くの情報が活用できるようになっています。

①厚生労働省DPC公開データ

DPC調査対象病院から提出されたDPCデータ（様式1、E/Fファイル）は、毎年その結果が、厚生労働省DPC評価分科会のホームページに公開されています[5]。具体的には、DPC6桁コード＋手術の種類別の退院患者数と平均在院日数、化学療法・放射線療法・救急入院の対象となった患者数等が施設名とともに公開されています。すべてのDPC調査対象病院のデータが公開されているので、傷病別の自施設の地域シェアを分析することができます。その結果から、自施設の強み・弱みを分析することができるとともに、地域における傷病別の患者のマーケット分析も可能です。

②DPCデータ分析システム

DPCデータ分析システムとは、厚生労働省に提出するDPCデータ（様式1、E/Fファイル）を利用して、病院経営の効率化と医療の質向上の観

点から、診療情報を可視化し、院内のさまざまな部門や立場に応じた統計資料の作成、課題の抽出、解決策の検討を可能とする病院情報分析システムです。システムは無償のものから有償のものまでありますが、多くの施設は比較的操作が簡便な有償システムを導入しているようです。同一システムを導入している施設間でのDPC別ベンチマークが可能となっています。システムの機能には、収支管理（コスト分析、プロセス分析など）、品質管理（アウトカム分析など）のための数々のアプリケーションが備わっており、標準的な定型の分析レポートや自由設計の分析レポートを出力することができます。

　川崎市立川崎病院では、「病院情報分析基盤MEDI-ARROWS全国自治体病院協議会版」（ニッセイ情報テクノロジー株式会社）を導入しています。このグループへの参加は全国自治体病院協議会加入施設に限られますが、経営母体の類似した病院をグループ化し比較分析することにより、実用的で活用しやすいデータを得ることができます。例えば、マクロの視点では、DPCデータ分析基礎指標について病院グループ全体における自施設の順位や位置づけを把握することができます。また、ミクロの視点では、DPC6桁の出来高請求とDPC請求の差額分析や、患者数・在院日数・医療資源（薬剤・注射・処置・検査・画像項目別）等の各経営指標を把握することができます。これらのさまざまな分析データを用いることで、標準化・効率化を推進し、経営改善につなげることが可能となります。

❸ 薬剤部門におけるDPCデータの活用

⑴採用薬品の見直し（ジェネリック医薬品への切り替え）

　DPC/PDPSを導入する場合、薬剤部門としてまず取り組むべきことは採用薬品の見直し、すなわちジェネリック医薬品への切り替えです。しかし、やみくもに切り替えを推進しても混乱を招くばかりか、経営改善につながらない場合もあります。そこで、重要な指標となるのが「薬剤購入金額」と「DPC/PDPSにおける包括率」です。

　実際の事例を挙げると、川崎市立川崎病院では前項で紹介したDPCデータ分析システムを活用し、薬剤費に関する定形分析レポートを用いてジ

図表8-4 ● ジェネリック医薬品への切り替えシミュレーション表

承認種別	薬剤名	規格	薬価
先発	ラジカット点滴静注バッグ30mg	30mg100mL1キット	¥6,721
後発	★エダラボン点滴静注バッグ30mg「NS」	30mg100mL1キット	¥4,622
後発	★エダラボン点滴静注30mgバッグ「DSEP」	30mg100mL1キット	¥4,433
後発	★エダラボン点滴静注液30mgバッグ「NP」	30mg100mL1キット	¥4,433
後発	★エダラボン点滴静注液30mgバッグ「サワイ」	30mg100mL1キット	¥4,433
後発	★エダラボン点滴静注30mgバッグ「トーワ」	30mg100mL1キット	¥4,305
後発	★エダラボン点滴静注バッグ30mg「AA」	30mg100mL1キット	¥4,305
後発	★エダラボン点滴静注液30mgバッグ「ケミファ」	30mg100mL1キット	¥4,305
後発	★エダラボン点滴静注30mgバッグ「アイロム」	30mg100mL1キット	¥3,948
後発	★エダラボン点滴静注バッグ30mg「YD」	30mg100mL1キット	¥3,948
後発	★エダラボン点滴静注バッグ30mg「アメル」	30mg100mL1キット	¥3,948
後発	★エダラボン点滴静注バッグ30mg「杏林」	30mg100mL1キット	¥3,624
後発	★エダラボン点滴静注液30mgバッグ「明治」	30mg100mL1キット	¥3,624
後発	★エダラボン点滴静注液バッグ30mg「日医工」	30mg100mL1キット	¥3,624
後発	★エダラボン点滴静注液バッグ30mg「興和テバ」	30mg100mL1キット	¥3,368
後発	★エダラボン点滴静注30mgバッグ「タカタ」	30mg100mL1キット	¥3,368

ェネリック医薬品切り替え候補を薬剤部門で選定しています。その後は、薬剤部門で作成した薬価差益減少分を考慮した増益額算出シミュレーション表（図表8-4）を用いてジェネリック医薬品の選定を行っています。

●事例病院DATA

川崎市立川崎病院

住　　所：神奈川県川崎市川崎区新川通12-1
病床数：713床（一般663床、精神38床、感染12床）
診療科：内科、呼吸器内科、消化器内科、消化器外科、循環器内科、リウマチ科、精神科、神経内科、小児科、外科、脳神経外科、整形外科、形成外科、呼吸器外科、心臓血管外科、皮膚科、泌尿器科、産科、婦人科、眼科、耳鼻咽喉科、リハビリテーション科、放射線治療科、放射線診断科、歯科、歯科口腔外科、麻酔科、救急科
薬剤師：21名

購入単価	値引率	購入数量	購入金額合計	購入費節減額	DPC時増益額	包括率
¥6,049	10.00%	5,000個	¥30,244,500	¥0	¥0	99.7%
¥4,160	10.00%	5,000個	¥17,637,552	¥13,237,295	¥13,195,931	99.7%
¥3,990	10.00%	5,000個	¥16,916,328	¥13,994,581	¥13,950,812	99.7%
¥3,990	10.00%	5,000個	¥16,916,328	¥13,994,581	¥13,950,812	99.7%
¥3,990	10.00%	5,000個	¥16,916,328	¥13,994,581	¥13,950,812	99.7%
¥3,875	10.00%	5,000個	¥16,427,880	¥14,507,451	¥14,462,055	99.7%
¥3,875	10.00%	5,000個	¥16,427,880	¥14,507,451	¥14,462,055	99.7%
¥3,875	10.00%	5,000個	¥16,427,880	¥14,507,451	¥14,462,055	99.7%
¥3,553	10.00%	5,000個	¥15,065,568	¥15,937,879	¥15,887,941	99.7%
¥3,553	10.00%	5,000個	¥15,065,568	¥15,937,879	¥15,887,941	99.7%
¥3,553	10.00%	5,000個	¥15,065,568	¥15,937,879	¥15,887,941	99.7%
¥3,262	10.00%	5,000個	¥13,829,184	¥17,236,082	¥17,182,023	99.7%
¥3,262	10.00%	5,000個	¥13,829,184	¥17,236,082	¥17,182,023	99.7%
¥3,262	10.00%	5,000個	¥13,829,184	¥17,236,082	¥17,182,023	99.7%
¥3,031	10.00%	5,000個	¥12,852,288	¥18,261,823	¥18,204,508	99.7%
¥3,031	10.00%	5,000個	¥12,852,288	¥18,261,823	¥18,204,508	99.7%

※購入単価、購入数量などの数値は仮想値

(2) クリニカルパスの見直し

　クリニカルパス（以下、パス）はDPCの基礎となるもので、傷病治療の標準化・効率化を推進するために欠かすことのできないツールです。しかし、自施設のパスが全国標準であるとは限りません。全国標準よりも優れている場合もあれば、劣っている場合もあります。パスを評価するための重要な経営指標は平均在院日数と医療資源投入料で、自施設の平均在院日数が全国平均よりも長ければ、あるいは医療資源投入料が全国平均よりも高ければ「赤字パス」になる可能性が極めて高いと考えられます。

　赤字パスを黒字パスに転換するためには、平均在院日数を短縮し、医療資源投入料を抑制することが重要です。ただし、平均在院日数を短縮するあまり、空床率が増加してしまっては病院全体の医業収益が減少してしまいますので、地域における傷病別の患者のマーケット分析と組み合わせて需要の高い領域から始めることが肝心です。

　具体的な作業として、川崎市立川崎病院ではDPCデータ分析システム

の定形分析レポートである診療科別DPC6桁上位20位から差額がマイナスになる症例割合の高い、いわゆる赤字DPC6桁を抽出します。入院期間尺度≧2（全国平均在院日数より長期）の場合は、パススケジュールの見直しを図ります。医療資源投資尺度≧2（全国平均医療資源投入料より高額）の場合は、過剰な検査や画像診断などがないか検討し、コスト削減を図ります。薬剤部門においては、不要な薬剤の削除、薬剤投与期間の短縮、ジェネリック医薬品への切り替えの促進を図ります。特に抗菌剤は比較的高額であるため、術後の抗菌剤の投与期間の見直しやジェネリック医薬品への切り替えは効果的です。

(3) がん化学療法レジメンの見直し

　がん化学療法レジメン[*1]は、入院期間に影響を与える重要な因子です。同一のがん種に対する治療レジメンが複数存在し、それぞれ治療期間が異なることはよくあります。化学療法を施行する場合、DPC/PDPSでは入院初日に抗がん剤の費用を含むすべての医療資源を回収できるという特別ルールが適用されるため、1日も早い退院が経営的に有利に働きます。がん化学療法は、専門医の有無や設備面でのバイアスがかかることがあるため一概にはいえませんが、平均在院日数のより短いレジメンをパスに組み込むことが経営的には重要であると考えられます。

　化学療法レジメンの分析は、厚生労働省DPC公開データを用いることができます。川崎市立川崎病院の場合、DPC調査対象病院MDC構成比率から、MDC06（消化器疾患）とMDC12（婦人科疾患）の手術症例が多いことがわかります。さらに、疾患別手術別集計から、消化器疾患の中でも肝・肝内胆管の悪性腫瘍（続発性を含む）症例が多いことがわかります。次いで、化学療法レジメン集計から肝・肝内胆管の悪性腫瘍（続発性を含む）に使用されるレジメンの症例数、施設数、平均在院日数がわかります。その中から、汎用されるレジメン、在院日数の短いレジメンと自施設のレ

[*1] レジメン：がん治療の際に用いる治療計画書。投与する薬剤（抗がん剤、輸液、支持療法薬〔制吐剤など〕）の種類や用量、用法、期間、手順などを時系列で示す。

ジメンを比較分析し、ジェネリック医薬品への切り替えを含めたレジメンの見直しを行うことが可能です。

④ 有効なDPCデータ分析を行うために

　DPCデータ分析は、診療情報管理部門の担当者だけでマネジメントできるものではありません。クリニカルパスにあらゆる部門が関与していることを考えれば、すべての職種がそれぞれの視点でDPCデータ分析を行い、マネジメントする必要があります。その中でも薬剤部門は多額の薬剤購入費を管理しているので、薬剤部門のマネジメント次第で病院経営が大きく変わります。国民医療費抑制という厳しい時代背景の中、健全な病院経営基盤を確立するためには、薬剤師や医療経営士[*2]のマネジメントスキルは欠かせません。DPCデータを活用して、よりいっそう病院マネジメントの中心的役割を担うことを期待します。

◆参考文献
1）厚生労働省：平成24年度第１回DPC評価分科会，2012年４月25日
2）川淵孝一：DRG/PPSの全貌と問題点 日本版診断群別包括支払方式の開発は可能か，じほう，1997年
3）Donabedian A：Quality assessment and assurance：unity of purpose, diversity of means, Inquiry, 25, 173-92, 1988
4）田辺三菱製薬：DPCはやわかりマニュアル 2012年４月改定版，2012年６月
5）厚生労働省：平成25年度第７回診療報酬調査専門組織・DPC評価分科会，2013年９月20日

---

*2　医療経営士：医療機関をマネジメントする上で必要な医療および経営に関する知識と、経営課題を解決する能力を有し、実践的な経営能力を備えた人材。一般社団法人日本医療経営実践協会が認定。

マネジメントに不可欠な統計的品質管理手法──QC7つ道具の活用

濃沼 政美（帝京平成大学薬学部教授）

❶ データの品質管理の重要性

　病院内のさまざまなマネジメント活動に、品質管理の考え方は不可欠です。現在、診療現場では処方オーダリングシステムや電子カルテ、画像診断など、経理部門ではDPCや電子レセプトなど、管財分野においては在庫管理や購入管理に至るまで、すべてIT技術の恩恵のもとに医療が行われているといっても過言ではありません。

　さらに、診療時のインシデントやアクシデントの管理についても、蓄積情報を用いたリスクマネジメントが頻繁に実施されるようになってきました。医療現場では、積極的にデータを採取しようとしなくても、大量のデータが蓄積されていく状況となっています。しかし、その中から意味のある情報を見つけ出すことは逆に難しくなったともいえます。マネジャーがデータや事実にもとづいて管理することを、品質管理においてはファクトコントロールと呼びます。事実にもとづく管理を行うには、現場に実際に赴いてデータを採取し、集計・解析して正しい情報を得るというプロセスが重要です。

❷ データの種類

　データの測定に用いる尺度にはいくつかの種類があり、尺度によって統計解析手法を決めることができます。

⑴計数値と計量値

　①計数値：飛び飛びの値しかとれない数値。個数を数えて得られる値。
　　例）入院患者数、在院日数、採用医薬品数、錠剤数、年間医療過誤数など
　②計量値：連続した数値。

例）粉薬の重量、温度、体重、血圧など

同じ事象でも、データの採取方法により計数値として取り扱うか、計量値として取り扱うかを選択することができます。

(2) 尺度水準

①定性的データ（カテゴリカルデータ）
- 名義尺度（nominal scale）：値にもとづき分類する際に用いる。
  例）患者ID、DPCコード、血液型、好き嫌いなどの分類
- 順序尺度（ordinal scale）：数字の順序に意味があるが、その間隔は等間隔であるとは限らない。対象内での相対的順位。
  例）成績にもとづき順位づけした値など

②定量的データ（量的データ）
- 間隔尺度（interval scale）：目盛りの間隔が等間隔であるもの。または等間隔と仮定したもの。
  例）患者満足度調査（1満足・2普通・3不満）など
- 比例尺度（ratio scale）：原点が定まっており、間隔や比率に意味を持つもの。
  例）臨床検査値（WBC・SCr・Hbなど）、血圧、診療費、薬価など。

3 QC7つ道具

QC（Quality Control：品質管理）7つ道具とは、ある現象を図にして問題を見える化し、品質管理において改善のヒントを得る手法・ツールです。

(1) チェックシート

一般的には、あらかじめ定めた項目を紙媒体に印刷したチェックシートを指します。観察により得られたチェック内容を用紙に記載してデータの収集や点検ができ、記録用と点検用の2種類があります。

①記録用チェックシート：作業中のエラーや問い合わせなどを、速やかにチェックし現状を把握します（図表9-1）。

②点検用チェックシート：忘れてはならないことや作業が正しく実施で

図表9-1 ● 記録用チェックシート例
（医薬品情報室における問い合わせ件数）

医薬品情報室　問い合わせ　2月26日		
問い合わせ内容	件数	チェック
投与量	6	✔✔✔✔✔✔
薬剤の選択	4	✔✔✔✔
ジェネリック医薬品	1	✔
錠剤鑑定	9	✔✔✔✔✔✔✔✔✔

図表9-2 ● 点検用チェックシート例（クリーンルーム退室点検シート）

点検項目	日付	7/1	7/2	7/3	7/4
	担当				
照明を消したか					
クリーンベンチの電源を消したか					
紫外線ランプをつけたか					
パスボックス内を清拭したか					
・・・・・・・					

きているかについて、基準等を明確にしてチェックします（図表9-2）。

(2) パレート図

　パレート図とは、イタリアの経済学者であったヴィルフレド・パレート（Vilfredo Federico Damaso Pareto）が考案した図で、品質不良の原因が複数存在する場合に、重点対策を設定するために用います。具体的には、品質不良の原因を項目ごとに調査した結果を、影響の大きい順に並べて棒グラフとし、またこの累積率を折れ線グラフとして、同じ図に表したものです。これにより結果に対する影響の大きさが明確となり、問題解決の初期段階で、マネジメント重点対策を検討できます（図表9-3）。

図表 9-3 ● パレート図例
（医療事故の原因に対するパレート図）

事故の概要	2012年7月～9月	
	件数	%
薬剤	48	6.6
輸血	4	0.6
治療・処置	183	25.2
医療機器等	14	1.9
ドレーン、チューブ	43	5.9
検査	35	4.8
療養上の世話	333	45.9
その他	66	9.1
合計	726	100.0

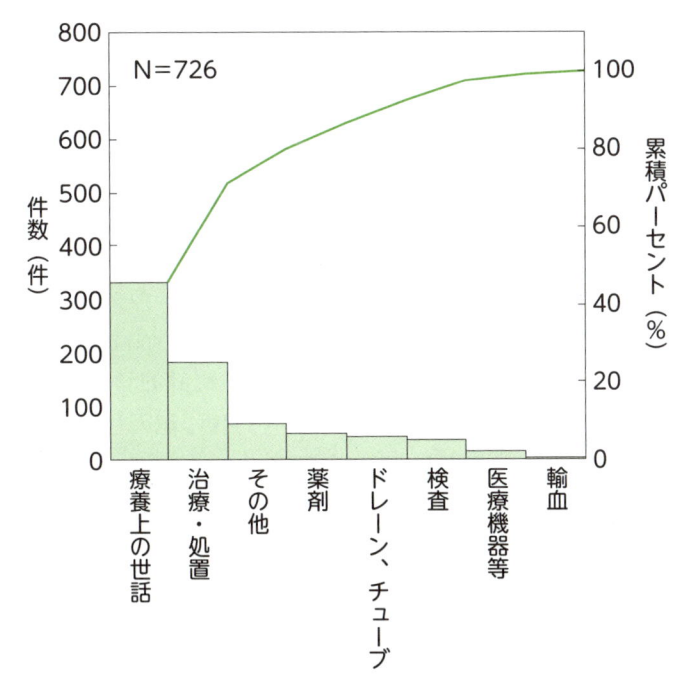

（出典：厚生労働省医療事故情報収集・分析・提供事業「医療事故情報収集等事業 第31回報告書」）

(3)管理図・グラフ

　サービスや製品などの品質にばらつきを与える原因には、偶然原因と異常原因があります。偶然原因とは、正しい手順に従った作業工程を実施していながらも品質に影響を与える原因のことで、技術的にこのばらつきを抑えることが困難なことから、不可避原因ともいわれます。異常原因とは個々の技術の水準や、作業基準（マニュアル）が定めてない、また、遵守できていない場合などに大きなばらつきを与える原因のことです。これはときにインシデントやアクシデントの原因となってしまいます。統計的品質管理（SQC：Statistical Quality Control）では、異常原因は限りなく除去し、偶然原因だけに近づけることがマネジメントの目標となります。

①管理図の概念

　管理図とは、工程における異常を検出するため、1926年、シュハート（W.A. Shewhart）が公表した統計的品質管理手法です。この管理図を用いることで、偶然原因と異常原因とを区別することができます。1本の中心線とその上下に決められた管理限界線からなり、データを群ごとにプロット（打点）したものです。このプロットした点は、標本のサブグループごとに計算された測定値の要約統計量を示します。管理図の縦軸は計算された要約統計量を表し、横軸は標本のサブグループを表します。管理図の中心線は、工程が統計的な意味で管理された状態にあるときの要約統計量の平均値を示しています。上側管理限界（UCL：Upper Control Limit）と下側管理限界（LCL：Lower Control Limit）は、工程が統計的管理状態にあるときに要約統計量が変動すると思われる範囲を点線で記入します。通常、管理限界は平均値±3σ（標準偏差）で計算され、3シグマ管理図とも呼ばれます。偶然原因は管理限界中に入り、異常原因は管理限界の外に示されます。

②管理図の種類

　元のデータが計量値なのか計数値なのかにより、異なった種類の管理図を用います。

1）計量値管理図

　群間での変動を確認したい場合と群内の変動を確認したい場合では、扱

う統計量が異なります。同じ群間を確認する場合も、平均を用いるか中央値を用いるかによって異なります。なお、群とは1日や1週間などの決められた期間、あるいは1ロットごとなどに分けることが多いですが、群分けの原則としては各群内には偶然原因によるばらつきだけが入るようにし、異常原因に関しては、可能な限り群間のばらつきとなるように設定することが大切です。計量値の管理図には、XBar管理図、R管理図、S管理図などがありますが、ここではXBarR管理図を用いた具体例を示します。

(a) XBarR管理図

平均値（XBar）と範囲（Range）の2つの管理図をセットにしたものです。

XBar管理図は群ごとの平均値をプロットし、群間変動を確認します。またR管理図は群ごとに範囲をプロットし、群内のばらつきの変化を見ます。つまり群内（ある期間内）の変動を見るのです。

図表9-4～6に示した成人男性の収縮期血圧のデータ例で、直接血圧の値をプロットした折れ線グラフと、XBarR管理図を確認してください。データは53日間の連続した値であり、XBarにおける一群は5日間としま

図表9-4 ● 成人男性の収縮期血圧を直接プロットした折れ線グラフ（53日間）

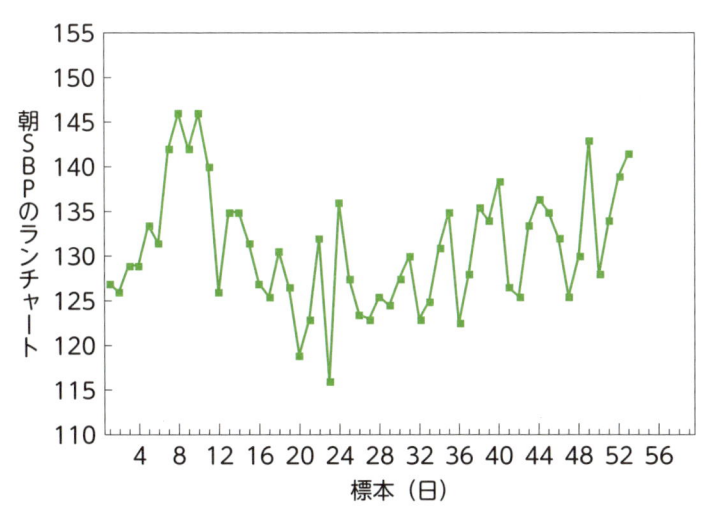

図表9-5 ● XBar管理図例（成人男性の収縮期血圧、5日間を一群）

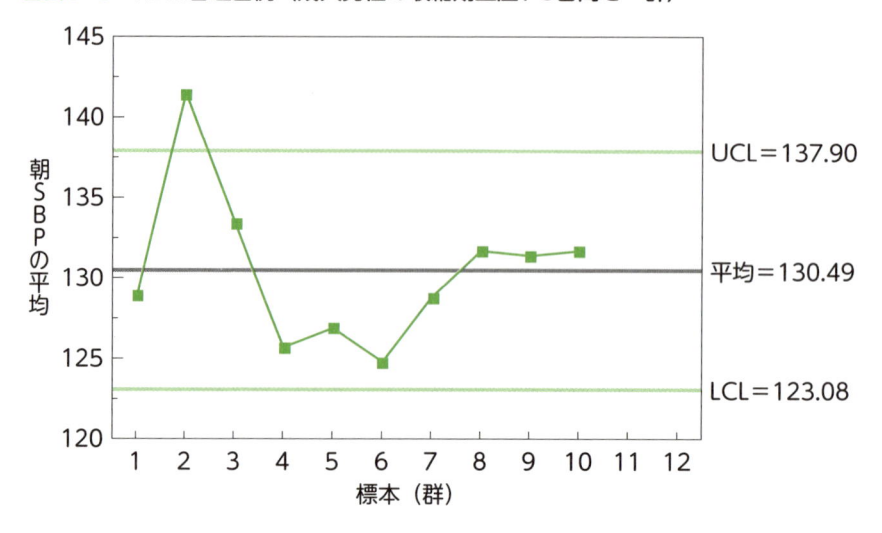

UCL＝137.90
平均＝130.49
LCL＝123.08

図表9-6 ● R管理図例（成人男性の収縮期血圧、5日間を一群）

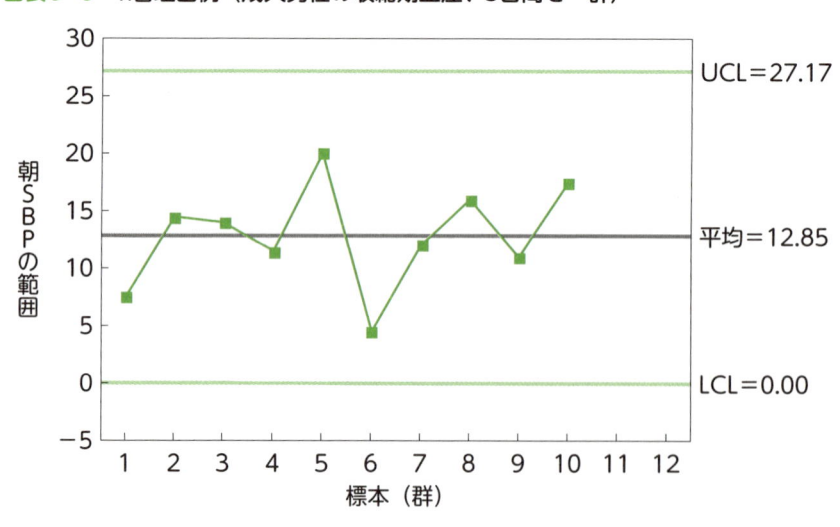

UCL＝27.17
平均＝12.85
LCL＝0.00

した。

　時系列の解析は、折れ線グラフでもある程度解釈することが可能ですが、管理図においては平均がどのように変化したか、期間内のばらつきがどの

ように変化したかをより客観的に判断することができ、安定した状態（値のほとんどが管理限界内に収まっており、プロットにくせがない状態。その値が規格範囲内であるかは関係ない）であるか、また管理状態（好ましい規格範囲内に収まっており、さらに安定した状態）であるかを確認することができます。

図表9-5の群間の変動として標本2群（データ採取6～10日目）の値が3σを超えていることから、この期間に環境や体調の変化があったのか検討できます。対象者に異常原因を確認すると、風邪により市販の感冒薬を内服していた時期と一致していました。その後10日間ほどは血圧が低めだったことも、体調が戻るまで仕事のペースを落としていたことが原因である可能性が示されました。このようにXBarR管理図をマネジメントツールとして用いることで、ある事象が安定状態であるか、あるいは管理状態であるかを客観的に把握できます。その他、医療分野でのXBarR管理図の活用例としては、糖尿病の血糖値管理やワーファリン（経口抗凝固薬）によるINR[*1]の管理などが挙げられます。

2) 計数値管理図

品質特性は計量値データとしての記述が難しいため、適合・不適合の個数等の計数値で測定されます。したがって、取り扱うデータの基礎となる分布は二項分布（コインを投げて表か裏が出る確率の分布）やポアソン分布（稀に起きる事象の発生確率の分布）が用いられます。また、群の大きさが一定かどうかによって、p管理図（不良率）、pn管理図（不良個数〔本数が一定〕）、u管理図（単位あたりの欠点数）、c管理図（欠点数〔群の大きさが一定〕）等の計数値を用いた管理図を用います。

(a) p管理図

ある施設のインシデントレポートの枚数と調剤枚数を1か月ごとに1年間集計した表を示します（図表9-7）。

本集計データにもとづき、月ごとの調剤枚数を群として、インシデント報告を不良アイテムとしてカウントし、不良率についての管理図を作成し

[*1] INR：正常に比べて何倍血液が凝固しにくくなっているかを表現する検査法。正常を1と規定する。

図表9-7 ● インシデントレポートの枚数と調剤枚数の集計（1年間）

2011年	インシデント報告 （件数／月） ⇒不良事例	調剤枚数 （枚／月） ⇒標本個数	実習学生の有無 （有1、無0）
1月	33	9024	1
2月	54	9252	1
3月	38	9334	1
4月	35	9452	0
5月	42	9501	1
6月	60	9634	1
7月	56	9222	1
8月	34	8994	0
9月	44	9105	1
10月	60	9230	1
11月	39	9344	1
12月	22	9206	0

ました。このような事例に対して用いる管理図をp管理図といいます（図表9-8）。

図表9-8から読みとれるのは、2、6、10月に最もインシデント発生割合が高く、10月に3σを超える異常原因があるということです。図表9-7の最右列に実習学生の有無が入力されていますが、インシデント発生が学生実習（2.5か月）の2か月目とほぼ重なっています。原因としては、実習学生自身が薬剤のピッキングミスなどをした際に自らインシデント報告を記載しているか、学生指導で現場が手薄となったことなどが考えられます。管理図を用いた時系列データの分析により、エラー原因の特定に活用した事例です。

(b) c管理図

病院内では転倒転落によるインシデントやアクシデントが最も多く報告

図表9-8 ● p管理図例（調剤枚数におけるインシデントレポートの件数）

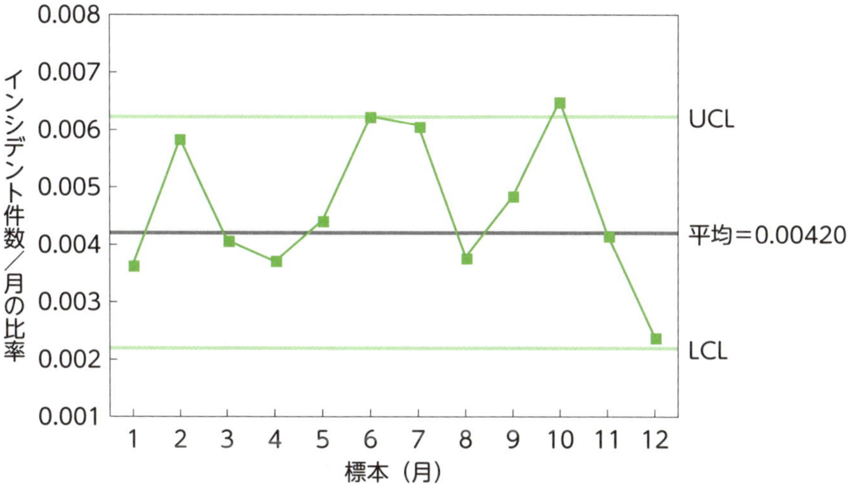

されます。このような例を管理する場合は、あらかじめ定められた一定単位中に現れる欠点数で、品質を管理していくc管理図を用います。欠点数をそのまま図にプロットし、測定した単位（この場合、単位は1日あたり）が一定の場合に使用できます（図表9-9、10）。

c管理図を見ると、週末にかけて2か所のシグナルが観測されています。この1か月の管理図から週末に何らかの原因があると考えるのは困難ですが、調査期間を延長し、さらに職員の人員配置や入退院の状況などにもとづき、転倒の原因を明らかにする必要があるでしょう。

*

ここまで、計量的および計数的管理図の簡単な活用事例を説明しました。これらの事例にもとづき、各人が日頃取り扱っているデータを用いて管理図を作成する際には、本書で使用したJMP®（SAS Institute）やJUSE-Stat Works（日本科学技術研究所）などの専門のアプリケーションを用いるのがお薦めです。また、フリーウェアやエクセルアドイン等でいくつかの管理図作成ソフトが公表されているので、それらを有効活用してもよいでしょう。

図表9-9 ● ある施設における転倒転落件数の集計（1か月間）

8月	曜日	転倒件数⇒欠点	8月	曜日	転倒件数⇒欠点	8月	曜日	転倒件数⇒欠点
1日	水	0	11日	土	0	21日	火	0
2日	木	1	12日	日	0	22日	水	0
3日	金	0	13日	月	0	23日	木	1
4日	土	1	14日	火	0	24日	金	0
5日	日	0	15日	水	0	25日	土	0
6日	月	0	16日	木	0	26日	日	0
7日	火	0	17日	金	1	27日	月	0
8日	水	0	18日	土	2	28日	火	0
9日	木	0	19日	日	1	29日	水	0
10日	金	2	20日	月	0	30日	木	0
						31日	金	0

図表9-10 ● c管理図例（曜日を群とした1日あたりの転倒件数）

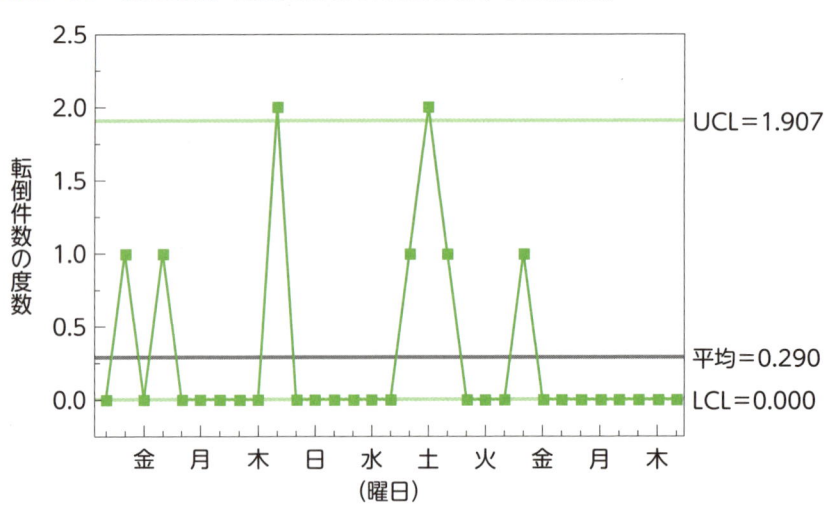

⑷ヒストグラム

　ヒストグラムとは度数分布図ともいわれ、データが存在する範囲をある一定の区分に分けて、その区間に含まれるデータの度数に比例する面積の長方形を並べた図です。

　医療サービス分野では、目標の品質（患者満足度や、治癒率など）に対してばらつきが発生します。サービスを提供する環境や医療従事者の経験、やる気などにも左右されます。ヒストグラムは、データ集団のばらつきの分布状態をグラフで表してその特性を明らかにするものです。

　一般的なヒストグラムの形状とは、中央値が高く、中央から離れるに従って低くなります。しかし、サービスの質に不安定な要素があると明らかな形状変化が現れ、問題点を推定できます。形状は、横軸にデータの範囲、縦軸にデータの度数をとります。作成したヒストグラムは、以下の①〜④の項目にもとづき特徴を分析することができます。

①データの分布の形
②データの中心の位置
③データのばらつきの大きさ
④データと規格

　一例として、ある保険薬局で調査された顧客満足度のヒストグラムを図表9-11に示します。調査は、ある期間に調剤を行った患者に対し、当該薬局のサービス全般に「まったく満足していない」〜「非常に満足している」の10段階評価（10点満点）でアンケートを行いました。

　このヒストグラムは赤線で示した正規近似線と形状が大きく異なることから、平均値ではなく中央値でデータを解釈するのが妥当と考えられます。また7点の谷を境に、4点と8点に山が2つできていることから、2種類の異なる見解を持った顧客群があることがわかります。

　つまり、薬局に対する顧客満足度は一概に中央値は4点（または平均点が4.9点）と結論づけるのではなく、4点を中心に点数をつけた顧客と、7点を中心に点数をつけた顧客に分けた上で、それぞれの特徴などを把握する必要があります。

　このような作業によりデータを分類することを、「⑺層別」といいます。

図表9-11 ● ヒストグラム例（保険薬局のサービスに対する顧客満足度）

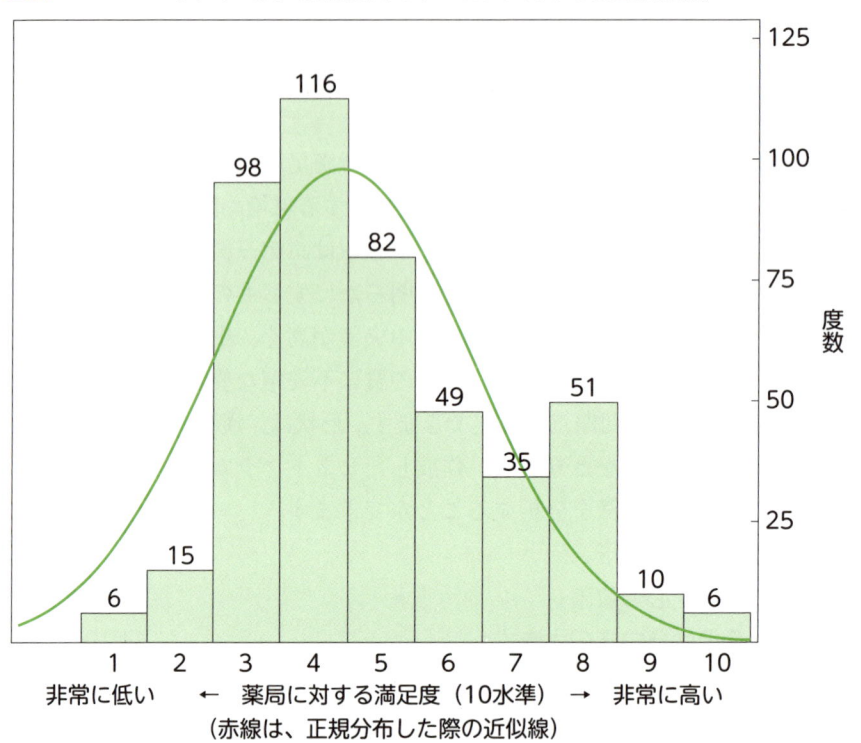

6	15	98	116	82	49	35	51	10	6
1	2	3	4	5	6	7	8	9	10

非常に低い　←　薬局に対する満足度（10水準）　→　非常に高い
（赤線は、正規分布した際の近似線）

最大値	10	
中央値	4	データを小さい順に並べたとき中央に位置する値
最小値	1	
平均値	4.92	
標準偏差	1.90	
歪度（わいど）	0.57	この場合、歪度＞0のため左に偏った分布といえる 歪度＜0なら右に偏り、歪度＝0なら正規分布である
尖度（せんど）	−0.38	この場合、尖度＜0のため正規分布より扁平な分布といえる 正規分布は尖度＝0

層別も7つ道具の1つです。

(5)特性要因図

特性要因図とは、特性（結果）と要因（原因）との関連を系統的に網羅して図にしたもので、考案者の石川馨博士の名前をとり「イシカワ・ダイアグラム」とも呼ばれています。

特性要因図は、ほかのQC7つ道具を用いて問題点の現状把握や原因がある程度までつかめた段階で、品質の特性と要因の関係を整理するために用いるとよいでしょう。医療マネジメント分野では、患者（顧客）満足度や、治癒率などの医療サービス、またアクシデントやインシデントなどの医療安全、在庫量や購入金額などの経営的な指標が特性となり得ます。効果的な特性要因図を作成するためには、できるだけ具体的かつ狭い範囲とすることが望ましいです。

特性要因図には、管理用と解析用の2種類があります。
① 管理用特性要因図：ある業務を管理していく上で想定される、すべての問題点について事前にその要因を列挙し、トラブル予防のために用います。
② 解析用特性要因図：実際に発生した事故やトラブルに対して現場から実際のデータを収集し、要因（原因）を推定して対策を検討します。

特性要因図を作成する際は、考えられるすべての要因を1枚の用紙に書き出し、分類と体系化を図ります。グループなどで要因を考えるときはブレインストーミングを使うとうまくいきますが、困難なときはKJ法[*2]などを用いて議論するとよいでしょう。図表9-12は、医療事故報告書にもとづき「患者の死亡」を特性とした解析用特性要因図の事例です。

(6)散布図

散布図とは、2種類の特性の観測値をx軸とy軸にプロットして作成したグラフで、一般的にx軸に要因、y軸に特性を入力します。xとyの関連

[*2] KJ法：文化人類学者の川喜田二郎氏が考案した、データ収集分析手法。

図表9-12 ● 解析用特性要因図例

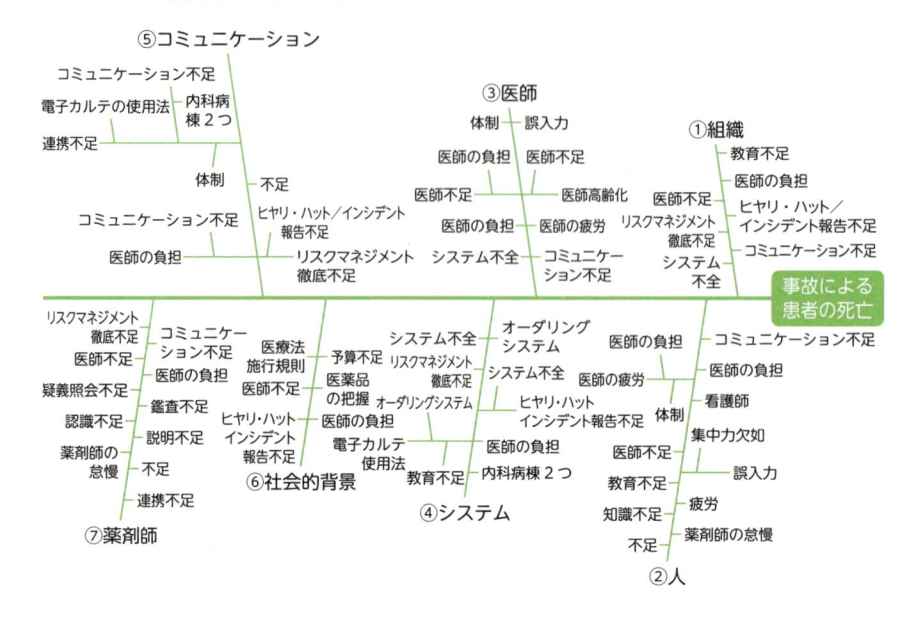

性の強さは類似性の度合い、相関で示すことができ、この統計学的な指標が相関係数です。相関係数（r）は$-1 \leq r \leq 1$の範囲をとり、1に近いほど正の相関が強いといえ、－1に近いほど負の相関が強いといえます。すなわち、xが増加するとyも増加するという関係があることを、正の相関があるといい、逆に、xが増加するとyは減少するという関係があることを、負の相関があるといいます。回帰分析で用いられるR^2値（アール二乗：寄与率）とは相関係数の二乗値であり、正の値だけをとります。

ただし、相関係数の値のみでxとyの関係を判断してはなりません。図表9-13は、相関係数がどれも0.82ですが、散布図がまったく異なる4つの図を示します。

医療分野においてある2種類の特性の関連性を検討する機会は、非常に多くあります。例えば、職務満足度と離職率、勤務薬剤師数と病床数の関係などの人材マネジメント分野、また平均在院日数とクリニカルパス利用率や在庫品目数と破棄薬品金額の関係などの経営分野でも関連性を検討す

日本医療企画 出版物のご案内

医療経営士 テキストシリーズ

これからの病院経営を担う人財、「医療経営士」

「医療経営士」とは、医療機関をマネジメントする上で必要な医療および経営の知識を持ち、実践的な経営能力を備えた"人財"として、一般社団法人日本医療経営実践協会が認定する資格です。長らく"経営不在"と指摘されてきた医療界において、「医療経営士」は、これからの医療現場を担う重要な"人財"と位置づけられ、すでに3,000人以上（3級合格者）が医療経営のスペシャリストとして活躍しています。
医療経営の最前線で活躍する執筆陣によってまとめられた「医療経営士テキストシリーズ」は、初級（3級対応）・中級（2級対応）・上級（1級対応）と段階を踏みながら、病院マネジメントを実践的かつ体系的に学ぶことができます。
病院事務職、医療スタッフ、ミドルマネジャー、トップマネジャーに加え、医療をとりまく関連業界の皆様にも必読・必修のテキストシリーズです。

●初級テキスト 全8巻

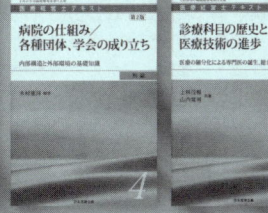

1. 医療経営史 ― 医療の起源から日大病院の再建まで
2. 日本の医療政策と地域医療システム ― 医療制度の基礎知識と最近の動向
3. 日本の医療関連法規 ― その歴史と基礎知識
4. 病院の仕組み／各種団体、学会の成り立ち ― 内部構造と外部環境の基礎知識
5. 診療科目の歴史と医療技術の進歩 ― 医療の歴史を知る専門医の誕生、最新医療の役割
6. 日本の医療関連サービス ― 病院を取り巻く医療産業の状況
7. 患者と医療サービス ― 患者視点の医療とは
8. 生命倫理／医療倫理 ― 医療人としての基礎知識

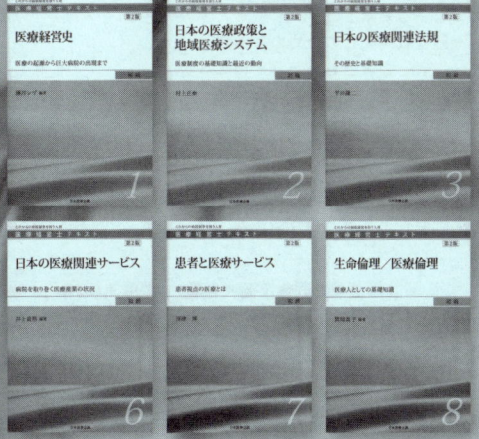

中級テキスト〔一般講座〕全10巻
　　　　　　　〔専門講座〕全9巻
上級テキスト　　　　　　 全13巻

「医療経営士3級」資格認定試験
毎年2月、6月、10月に、東京、大阪、福岡ほかで実施！

● 「医療経営士」の資格・試験に関するお問い合わせ
一般社団法人日本医療経営実践協会　TEL 03-5296-1933　http://www.JMMPA.jp/

医療の"経営"を変える"現場"を活性化させる40冊

初級テキスト（第2版）全8巻　●B5判●定価（各巻）：本体2,500円+税

- 1巻　医療経営史──医療の起源から巨大病院の出現まで
- 2巻　日本の医療政策と地域医療システム
  ──医療制度の基礎知識と最近の動向
- 3巻　日本の医療関連法規
  ──その歴史と基礎知識
- 4巻　病院の仕組み／各種団体、学会の成り立ち
  ──内部構造と外部環境の基礎知識
- 5巻　診療科目の歴史と医療技術の進歩
  ──医療の細分化による専門医の誕生、総合医・一般医の役割
- 6巻　日本の医療関連サービス──病院を取り巻く医療産業の状況
- 7巻　患者と医療サービス──患者視点の医療とは
- 8巻　生命倫理／医療倫理──医療人としての基礎知識

中級テキスト　〔一般講座〕全10巻　●B5判●定価（各巻）：本体2,800円+税
〔専門講座〕全 9 巻

〔一般講座〕
- 1巻　医療経営概論──病院の経営に必要な基本要素とは
- 2巻　経営理念・ビジョン／経営戦略──経営戦略実行のための基本知識
- 3巻　医療マーケティングと地域医療──患者を顧客としてとらえられるか
- 4巻　医療ITシステム──診療・経営のための情報活用戦略と実践事例　　　　　　　　ほか、全10巻

〔専門講座〕
- 1巻　診療報酬制度と医業収益──病院機能別に考察する戦略的経営
- 2巻　広報・広告／ブランディング──集患力をアップさせるために
- 3巻　部門別管理──目標管理制度の導入と実践
- 4巻　医療・介護の連携──これからの病院経営のスタイルは複合型　　　　　　　　　ほか、全9巻

上級テキスト　全13巻　●B5判●定価（各巻）：本体3,000円+税

- 1巻　病院経営戦略論──経営手法の多様化と戦略実行にあたって
- 2巻　バランスト・スコアカード──その理論と実践
- 3巻　クリニカルパス／地域医療連携──医療資源の有効活用による医療の質向上と効率化
- 4巻　医工連携──最新動向と将来展望　　　　　　　　　　　　　　　　　　　　　　ほか、全13巻

JMP
日本医療企画

●テキストシリーズのご注文・お問い合わせ
ご注文はインターネットが便利です

http://www.jmp.co.jp　　医療経営士テキスト　検索

TEL **03-3256-7495**（受付時間：平日9：30～17：30）
FAX **03-3256-2865**（24時間受付）

図表9-13 ● 相関係数が同じであるが、xとyの関係が異なる散布図例

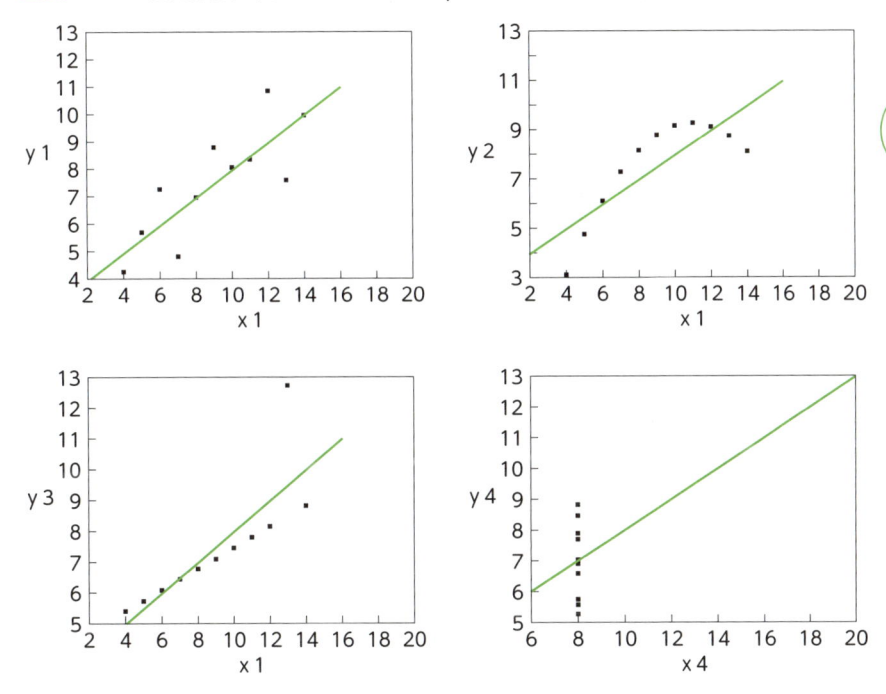

ることで有益な情報を得ることができます。どのような場合でも、必ず散布図を描き、2者の関係を目で確認することが大切です。図表9-14は、ある都道府県病院薬剤師会の業務調査データにもとづき、施設の病床数と勤務薬剤師の数の関係をプロットして散布図を作成したものです。

❹ QC7つ道具の本格的な活用に向けて

本節では、QC7つ道具の役割と活用を、実践的な具体例を示して紹介しました。

医療マネジメントの分野においては、まだ、QC7つ道具や統計的品質管理の概念があまり用いられていません。本書を参考に、院内のTQM活動に活用してみてください。

図表9-14 ● 勤務薬剤師数と総病床数との関係

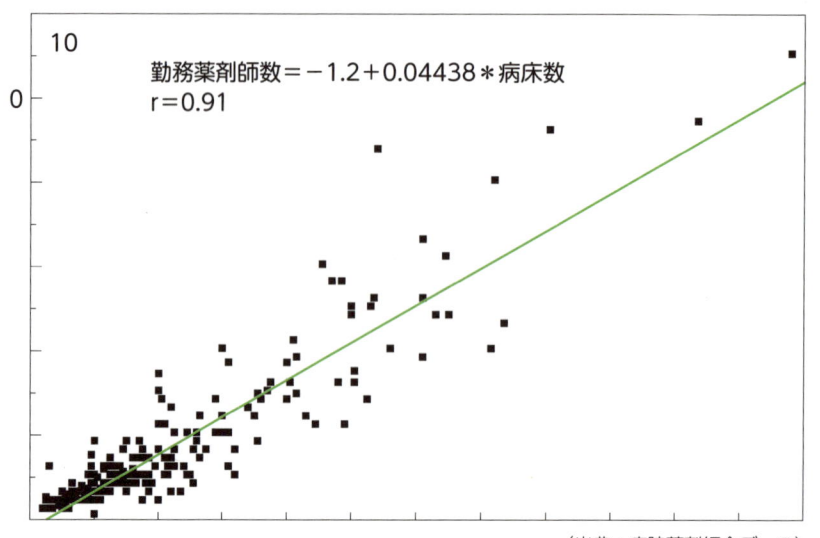

勤務薬剤師数＝－1.2＋0.04438＊病床数
r＝0.91

（出典：病院薬剤師会データ）

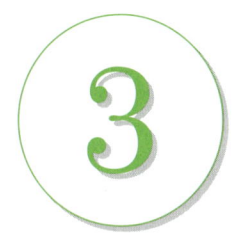

3 マネジメント戦略の応用

BSCを活用した事業計画の策定方法
　　事例：神奈川県病院薬剤師会ファーマシーマネジメント委員会
　　　　　横浜旭中央総合病院

予算書の作成方法

BSCを活用した事業計画の策定方法
事例：神奈川県病院薬剤師会ファーマシーマネジメント委員会／横浜旭中央総合病院

岡添 進（さがみリハビリテーション病院薬剤科科長）、小田切 正美（横浜旭中央総合病院薬剤部係長）、関口 信香（横浜新緑総合病院薬剤部係長）

1 戦略的マネジメントツールとしてのBSC導入

　薬剤部門の事業戦略を作成するにあたり、公益社団法人神奈川県病院薬剤師会ファーマシーマネジメント委員会（以下、委員会）では、バランスト・スコアカード（BSC：Balanced Scorecard）の普及を推進しています。

　BSCは「財務」、「顧客」、「業務プロセス」、「学習と成長」の4つの視点（図表10-1）から見た評価・管理システムで、視点別に中期的（3～5年）に重要な目標などを加えて全体が構成されています（図表10-2）。

　薬剤部門においてBSCを導入するにあたっては、病院の理念と基本方針を確認することが必要不可欠であり、それに沿った薬剤部門の理念や基本方針が必要です。留意すべき点は、病院の理念・基本方針と、薬剤部門の理念・基本方針が大きく乖離していないことであり、薬剤部門長はそういった点に留意して理念や基本方針を設定する必要があります。上部組織である病院の理念・基本方針と大きく異なると、下部組織である薬剤部門の運営が病院にとってプラス要因とはならず、目標達成と変革のためのシナリオが進まない可能性があります。

　委員会ではBSC作成の手順として、「SWOT分析による現状分析」、「クロス分析による経営課題の抽出」、「戦略マップの作成」、「スコアカードの作成」の4つのステップに分けて進めています。

2 薬剤部門の事業計画作成方法

⑴SWOT分析による現状分析

　SWOT分析とは、組織の内部環境としての"強み（Strength）"、"弱み（Weakness）"、外部環境としての"機会（Opportunity）"、"脅威（Threat）"を導き出すことによって、現状分析や問題点の抽出を行うツールです（図表10-3）。現状を具体的に抽出し、職員間で問題とされる事項を共有して

図表10-1 ● BSCの4つの視点

視　点	解　説
財務の視点	戦略の実行でどのような財務的メリットがあるか（収益拡大、生産性向上、費用縮減など）
顧客の視点	どのような顧客に対してどのような価値を提供するのか
業務プロセスの視点	顧客を満足させるためには、どのビジネスプロセスに卓越しなければならないか
学習と成長の視点	ビジョンを達成するためには、職員はどのように学習し成長していかなければならないか

図表10-2 ● BSCの基本構造

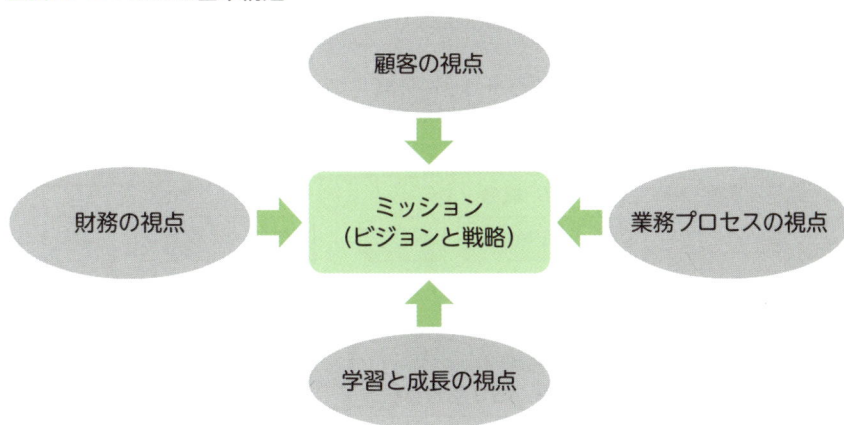

いきます。それぞれの項目について通し番号をふっておくと、次のクロス分析のときにどのように導かれた項目なのかを確認しながら進めることができます。

(2) クロス分析による経営課題の抽出

　クロス分析では、SWOT分析の結果を見ながらそれぞれの項目を掛け合わせることで、3年から5年先を見据えた経営課題を導き出していきます。経営課題は「積極的攻勢」、「弱点克服・転換」、「差別化戦略」、「業務

図表10-3 ● SWOT分析の内部環境および外部環境

	内部環境	外部環境
プラス要因	**強み（Strength）** 薬剤部門内部分析に基づいた、薬剤部門が得意とする部分 強み1 / 強み2 / 強み3	**機会（Opportunity）** 薬剤部門にとって「追い風」になるもの、好ましい環境要因 機会1 / 機会2 / 機会3
マイナス要因	**弱み（Weakness）** 自分たちの組織問題、課題となっている点、強くしたい点 弱み1 / 弱み2 / 弱み3	**脅威（Threat）** 薬剤部門にとって「向かい風」になるもの、好ましくない環境要因 脅威1 / 脅威2 / 脅威3

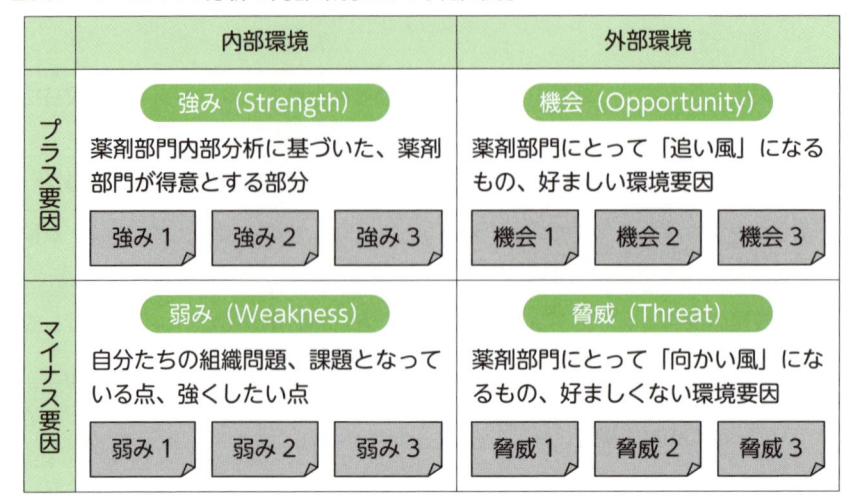

図表10-4 ● クロス分析の4つのカテゴリー分類

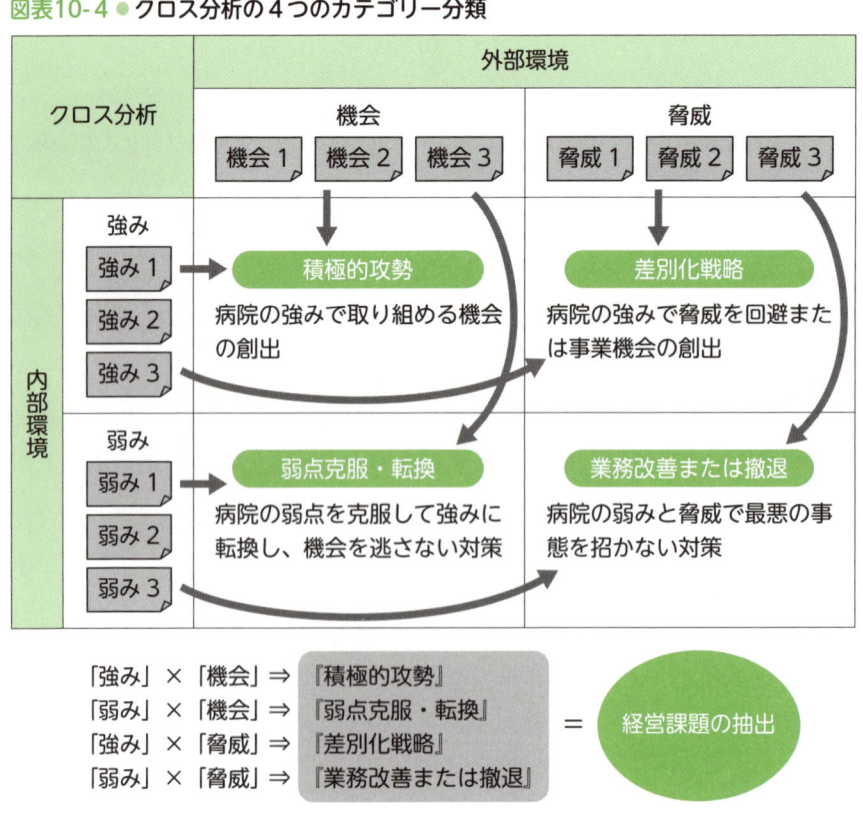

クロス分析		外部環境	
		機会（機会1, 機会2, 機会3）	脅威（脅威1, 脅威2, 脅威3）
内部環境	強み（強み1, 強み2, 強み3）	**積極的攻勢** 病院の強みで取り組める機会の創出	**差別化戦略** 病院の強みで脅威を回避または事業機会の創出
	弱み（弱み1, 弱み2, 弱み3）	**弱点克服・転換** 病院の弱点を克服して強みに転換し、機会を逃さない対策	**業務改善または撤退** 病院の弱みと脅威で最悪の事態を招かない対策

「強み」×「機会」⇒『積極的攻勢』
「弱み」×「機会」⇒『弱点克服・転換』
「強み」×「脅威」⇒『差別化戦略』
「弱み」×「脅威」⇒『業務改善または撤退』

＝ 経営課題の抽出

改善または撤退」の4つのカテゴリーに分類され、何をしていく必要があるのか、どのような方向性を持って進むべきかを明確にします（図表10-4）。クロス分析で導き出された経営課題には、SWOT分析のときにつけた通し番号を記載しておき、どのような組み合わせから導き出された課題か、いつでも振り返ることができるようにします。常に元となるSWOT分析で抽出された項目を振り返り、そのときに出された意図から逸脱していないかを確認することが大切です。

また、クロス分析を進めていく際は、SWOT分析で抽出された項目を振り返りながら経営課題を導いていくとともに、導き出された経営課題についても、理念・基本方針と整合性がとれているかを振り返り、確認します（図表10-5）。もし、理念・基本方針との関連性が見出せない場合は、

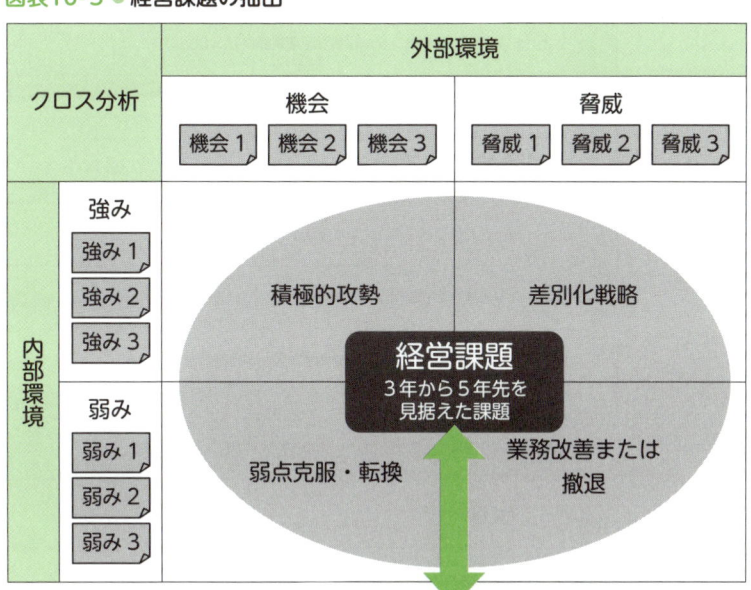

図表10-5 ● 経営課題の抽出

クロス分析	外部環境	
	機会	脅威
	機会1 機会2 機会3	脅威1 脅威2 脅威3
内部環境 強み（強み1 強み2 強み3）	積極的攻勢	差別化戦略
内部環境 弱み（弱み1 弱み2 弱み3）	弱点克服・転換	業務改善または撤退

経営課題
3年から5年先を見据えた課題

理念
基本方針

経営課題の整合性がない場合は、棄却または見直し

図表10-6 ● 横浜旭中央総合病院薬剤部門のクロス分析

内部環境	**強み（Strength）** 薬剤部内部分析に基づいた、薬剤部が得意とする部分	
	S-1	薬剤師の人数が多い
	S-2	日本薬剤師研修センター研修認定薬剤師が10人以上いる
	S-3	薬剤師が24時間常駐している
	S-4	グループ病院間での薬品のやり取りが可能である
	S-5	機械化と専任制の導入により業務がスマートである
	S-6	化学療法剤の調製はすべて薬剤部で行っている
	S-7	日本薬剤師研修センター認定実務実習指導薬剤師が4人いる
	弱み（Weakness） 薬剤部内部分析に基づいた、薬剤部が不得意とする部分	
	W-1	退職や異動が多い
	W-2	情報伝達不足のため業務がスムーズに行われていない
	W-3	薬剤部の業務スペースが狭い
	W-4	院外保険薬局とのコミュニケーションが不足している

外部環境	
機会（Opportunity） 薬剤部が優位に立つことができる部分	**脅威（Threat）** 放っておけば、薬剤部にとって不利な影響を与える環境変化
O-1　薬学生実務実習受け入れ施設である	T-1　コメディカル間のコミュニケーションが不足している
O-2　持参薬管理の導入を検討中である	T-2　本部の指示による採用薬品の変更が多い
O-3　DPCを導入している	T-3　無菌製剤室（クリーンベンチや安全キャビネット）を設置してくれない
O-4　グループ病院間での交流や情報交換の機会が多い	T-4　システム機器のメーカーが倒産しアフターメンテナンスが不足している
O-5　他部署や医療チームから薬剤師の参加を要請されている	T-5　勉強会開催場所が病院から遠い
O-6　グループ内に認定・専門薬剤師取得の支援体制が構築されつつある	T-6　看護師の薬に関する関心度が低い
積極的攻勢 薬剤部の強みで取り組める機会の創出	**差別化戦略** 薬剤部の強みで脅威を回避または事業機会の創出
S-1、S-5、O-2、O-3 予約入院患者の持参薬管理を実施し、患者情報を早期に把握することにより薬剤管理指導業務を効率化する（薬剤管理指導業務件数の増加）	S-4、T-2 薬品の不良在庫を減らし、病院の過剰支出を抑制する（医薬品購入金額の抑制）
S-1、S-2、S-3、O-5 チーム医療への積極的な進出・薬物治療への関与により、薬剤師の地位向上を図る（チーム医療への積極的介入）	S-1、S-2、T-1、T-6 薬剤師の知識を生かし、看護師やコメディカルに対する情報発信を充実させる（院内における薬剤情報共有の推進）
S-1、S-7、O-1、O-4 効果的な実務実習プログラムを作成し、実務実習生の受け入れ体制を強化する（実務実習受け入れ体制の強化）	S-2、T-5 生涯研修認定薬剤師を増やす（認定薬剤師のさらなる充実）
S-2、O-6 グループの支援体制を利用して認定・専門薬剤師取得し、薬剤師の地位向上を図る（認定・専門薬剤師のさらなる充実）	S-4、T-4 グループ病院と情報交換し、システム機器のメンテナンス技術を習得する（薬剤関連機器のメンテナンス技術向上）
	S-6、T-3 無菌製剤室（クリーンベンチや安全キャビネット）の設置を再度要求する（部内業務環境の充実）
弱点克服・転換 薬剤部の弱点を克服して強みに転換し、機会を逃さない	**業務改善または撤退** 薬剤部の弱みと脅威で最悪の事態を招かない対策
W-4、O-2 持参薬管理を通じて院外保険薬局と連携を取る（地域保険薬局との連携強化）	W-2、T-2 全職員に情報が確実に行き渡るように情報伝達体制を再整備する（薬剤部内の情報や方針の共有化）
W-1、O-5、O-6 薬剤師として成長できる魅力ある職場の構築により人材が集まる環境を作る（薬剤師確保の推進）	
W-3、O-1、O-2 業務を拡大するのを引き換えに新たな業務スペースを確保する（部内業務環境の整備）	

その経営課題を棄却するか、クロス分析の見直しを行います。

　ここで、実際にBSCを活用している横浜旭中央総合病院を事例として解説していきます。横浜旭中央総合病院は、病院の理念として「高度な医療で愛し愛される病院」を掲げる、二次救急指定のグループ病院です。薬剤師は27名勤務しており、毎日24時間常駐しています。

　前ページの図表10-6のクロス分析によると、横浜旭中央総合病院薬剤部門では、「弱み4（W-4）」として、院外薬局とのコミュニケーション不足を挙げています。しかし、「機会2（O-2）」の持参薬管理の導入を弱点克服の機会と捉え、持参薬管理に介入していくことを機に薬薬連携の強化を経営課題としました。

　このように、それぞれの外部環境（顧客のニーズ、地域連携など）に応じた課題を検討し、理念や基本方針に添ったものを挙げていく必要があります。

●事例病院DATA

医療法人社団明芳会 横浜旭中央総合病院

住　所：横浜市旭区若葉台4-20-1

病床数：515床（一般397床、回復期リハビリテーション58床、療養60床）

診療科：内科、呼吸器内科、消化器内科、循環器内科、神経内科、腎臓内科、外科、呼吸器外科、消化器外科、乳腺外科、肛門外科、整形外科、形成外科、脳神経外科、心臓血管外科、小児科、婦人科、皮膚科、泌尿器科、眼科、耳鼻咽喉科、アレルギー科、リハビリテーション科、放射線科、麻酔科、血液浄化療法、人間ドック、特定健診

薬剤師：27名

---

(3)戦略マップの作成

　戦略マップとは、SWOT分析、クロス分析で抽出された経営課題を「財務」、「顧客」、「業務プロセス」、「学習と成長」の4つの視点に配置し、それぞれの因果連鎖を図示したものです（図表10-7）。課題と課題の関係性を考え、矢印でひもづけしていくことで因果関係が明らかとなり、ビジョン達成のためのストーリーが作成されます。つまり、下に位置する戦略目

図表10-7 ● 経営課題の4つの視点への配置

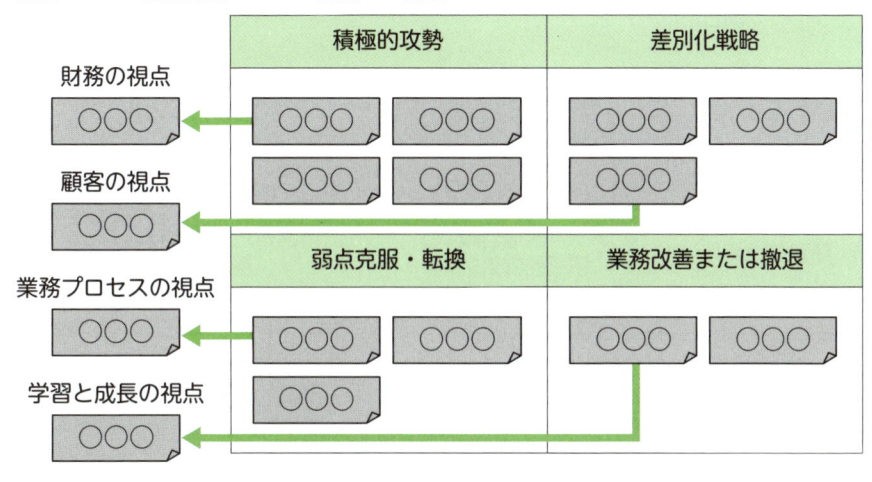

	積極的攻勢	差別化戦略
財務の視点	○○○ ○○○	○○○ ○○○
顧客の視点	○○○	○○○
	弱点克服・転換	業務改善または撤退
業務プロセスの視点	○○○	○○○ ○○○
学習と成長の視点	○○○	

標が上に位置する戦略目標の実現を促すという関係性が明らかとなります。

ビジョンを達成するための優先度および緊急度の高い戦略目標から選択して戦略マップを作成することで、経営課題がよりポイントを絞った形で可視化できます。

薬剤部門として作成する戦略マップの多くは、薬剤師が行う「医薬品の適正使用」にかかわる業務が、支出抑制・収入増加へとつながります。財務の視点は「医薬品購入費抑制策」による支出抑制戦略と、「医業収入増」による収入増加戦略の2本柱となるのが一般的です。しかし、図表10-8のように、学生実習受け入れによる収益や治験による収益などを「医業外収入」とし、財務の視点に挙げるケースもあります。

(4) スコアカードの作成

スコアカードでは、戦略マップを作成したことにより見えてきた戦略目標から、具体的に何をしたらよいのか、アクションプランを導き出します（図表10-9）。

まず、戦略目標から重要成功要因（目標を達成するための要因）を導き出すことで、目標とするものがより具体化され、取り組んでいる業務の目

図表10-8 ● 横浜旭中央総合病院薬剤部門の戦略マップ

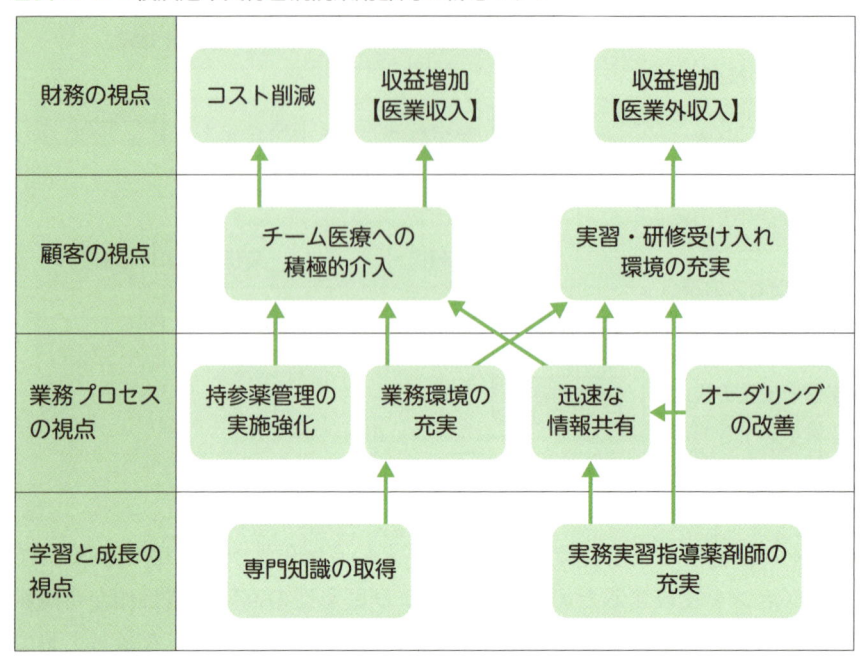

財務の視点	コスト削減	収益増加【医業収入】		収益増加【医業外収入】
顧客の視点		チーム医療への積極的介入		実習・研修受け入れ環境の充実
業務プロセスの視点	持参薬管理の実施強化	業務環境の充実	迅速な情報共有	オーダリングの改善
学習と成長の視点	専門知識の取得		実務実習指導薬剤師の充実	

標が可視化されます。次に、重要成功要因を評価するための指標（成果尺度）を設定することで、目標値が決まります。そして、目標達成のためのアクションプランとして、誰が、何を、いつまでに行うのかというレベルまで具体的な計画を立てます。

　横浜旭中央総合病院薬剤部門では、チーム医療への積極的介入として抗菌薬の適正使用を重要成功要因に挙げ、TDMの実施率を成果尺度としました（図表10-10）。TDMを実施することにより、適切な薬物の選択や、薬剤の適正使用量の提案に関与し、より質の高い医療提供ができると考えました。その効果としては、治療期間の短縮による医療費の削減が挙げられます。注意すべき点は、病院の方針や戦略マップから外れていないかを振り返りながら、重要成功要因、成果尺度、目標値、アクションプランを立てる必要があるという点です。

　しかし、BSCの最終目標は、スコアカードを作成することではありませ

図表10-9 ● スコアカードの作成方法

	戦略目標	重要成功要因	成果尺度	目標値	アクションプラン
財務の視点					
顧客の視点					
業務プロセスの視点					
学習と成長の視点					

目標の具体化

【戦略目標】：ビジョンを達成するために必要となる戦略
戦略マップより導き出した各戦略目標を入れる。

【重要成功要因】：戦略目標を達成するための要因
戦略目標を達成するためのさまざまな要因の中から、特に重要と思われる要因を考える。現状の課題をよく考え、1〜3個くらいに絞り込んでいく。

目標設定の数値化

【成果尺度】：主な成果を継続的に測定・評価できる指標
重要成功要因の達成度を評価するために、一番適切と思われる指標を考える。できるだけ数値で測定できるものにすることで、達成状況の明確な評価が可能になる。

【目標値】：具体的な数値目標
成果尺度の目標値を設定し、具体的にどこまでいったら目標達成とするかを考える。

行動計画の具体化

【アクションプラン】：目標を達成するための具体的な行動計画
いつまでに、誰の責任で、何を行うのかを明確にする。

ん。病院の方針（ビジョン）として、近い将来目標とする方針と現状とのギャップを補うための戦略を具体化する手段です。そのため、設定したアクションプランは正しかったか、目標から外れていないかを定期的に評価

---

*1 PDCAサイクル：Plan（計画）−Do（実行）−Check（点検、評価）−Act（改善）を繰り返すことで、業務を継続的に改善する。

図表10-10 ● 横浜旭中央総合病院薬剤部門のスコアカード

	戦略目標	重要成功要因	成果尺度	目標値	アクションプラン
財務の視点	・コストの削減	・採用品目の適正化 ・期限切れ医薬品の削減	・品目数 ・金額	・1増1減 ・前年度比20％減	・不良薬剤の抽出 ・同種同効薬の整理 ・薬事審議会の資料提出 ・薬剤師による院内在庫の定期的監査 ・期限切れ薬剤の金額開示
	・収益増加	・薬剤管理指導	・件数	・1000件/月	・点数の取りこぼしの把握
顧客の視点	・チーム医療への積極的介入	・抗菌薬の適正使用	・TDM実施率	・実施率50％	・TDM運用マニュアルの作成 ・医師と合同の勉強会の開催
	・実習・研修受け入れ環境の充実	・実習生の受け入れ拡大	・受け入れ人数	・24人/年	・指導マニュアル・プログラムの整備 ・他部署への見学依頼
業務プロセスの視点	・持参薬管理の実施強化	・持参薬管理業務の導入	・導入時期	・次年度中	・場所の確保 ・運用システムの構築 ・持参薬を持ってくる患者数の把握
	・業務環境の充実	・業務スペースの確保	・交渉回数	・1回/月	・交渉のための資料作成
	・迅速な情報共有	・連絡ツールの構築	・構築時期	・次年度中	・システム室への確認 ・アナログ運用の検討
	・オーダリングの改善	・トラブルの回避	・トラブル件数	・前年度比50％減	・グループ病院との情報交換
学習と成長の視点	・専門知識の取得	・感染制御認定薬剤師の取得 ・研修認定薬剤師の取得	・取得人数	・1人 ・全員	・研修会への参加 ・院内勉強会開催 ・学会出席
	・実務実習指導薬剤師の充実	・実務実習指導薬剤師の取得	・取得人数	・現在の3人から5人へ増員	・研修・ワークショップの参加

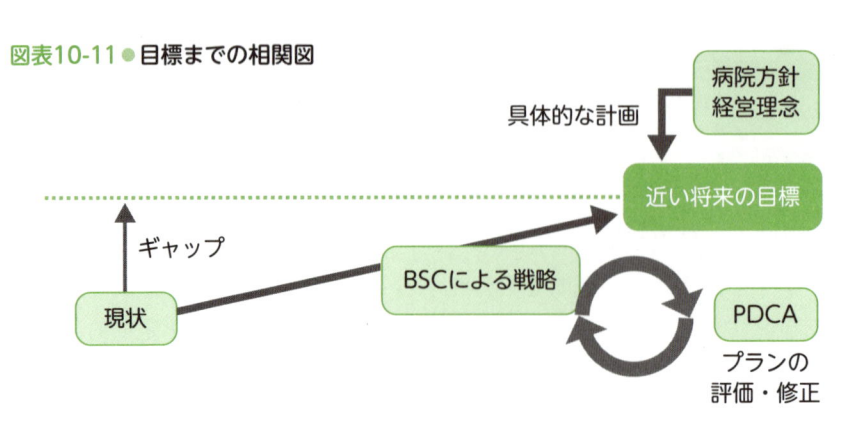

図表10-11 ● 目標までの相関図

し、必要があれば修正していきます。職員に定期的なモニタリングを行い、PDCAサイクル[*1]を回すことで、戦略目標を達成するためのプランに近づけていきます（図表10-11）。

　病院の方針（ビジョン）を明確に認識し、全職員が共通した目標を持って業務に取り組み、経営に貢献できるツールの1つとしてBSCを有効に活用してください。

◆参考文献
1）赤瀬朋秀ほか：病院薬剤部門・保険薬局におけるマネジメントの実践，薬局，57，2006年
2）赤瀬朋秀：病院におけるファーマシーマネジメントの現状に関する考察，日本経済大学大学院開学記念論文集，in press，中央経済社，東京，2013年
3）深澤優子：病院薬剤師版BSCセミナー基調講演資料，（株）R&D Nursingヘルスケア・マネジメント研究所，2012年
4）平成22年度病院薬剤師版BSCセミナー成果物

予算書の作成方法

舟越 亮寛(大船中央病院薬剤部部長)

1 薬剤部門の特殊性

　薬剤部門の予算書を作成する際には、まずは薬剤部門の特殊性を理解する必要があります。薬剤部門の収益といえば、1990年代までは薬剤師の技術料である「調剤料」、「薬剤情報提供料」のみであり、病院薬剤師は医薬品購入時の価格交渉において、薬価差益で利益を上げてきました。薬価差益の諸問題(リベート、アローアンス、グロスマージンなど)により、2000年代に入ってからは価格交渉による薬価差益が期待できなくなってきました。そのかわり、病院薬剤師の臨床業務の積極的な活動と実績により、薬剤管理指導料が引き上げられ、2012(平成24)年には全病棟に専任薬剤師を置くことで、病院薬剤師にとって初めて入院基本料にもとづく診療報酬(病棟薬剤業務実施加算)がつきました。今後も病院薬剤師の臨床業務に対する診療報酬が認められていく方向です。そのため、薬価差益に頼った業務量、人員調整による収支バランスにもとづいた予算計画の作成は避けなければなりません。

　要は、財務諸表、損益計算書においては、病院薬剤師の臨床業務は診療報酬による収益(図表11-1)として評価し、それに対する人件費等は費用として損益を計算するということです[1)2)]。これまでの価格交渉による薬価差益については、損益計算書上、収入ではなく、費用の医薬品費抑制として計上します。持参薬の利用によるDPC上での支出抑制なども考慮して、損益計算書における薬剤師による医薬品費抑制効果を適正に評価できる予算書作成を心がけていく必要があります。

2 収支予算書作成の手順

　一般的な収支予算書の作成手順を、図表11-2に示します。

図表11-1 ● 医科診療報酬上の薬剤師関連収入項目例

外来調剤	調剤基本技術料
	調剤料（麻薬・向精神薬・覚醒剤原料・毒薬）
	調剤料（内服・頓用・水薬）
	調剤料（外用）
	院内製剤加算
	薬剤情報提供料
	手帳記載加算（薬剤情報提供料）
入院調剤	調剤基本技術料
	調剤料（麻薬・向精神薬・覚醒剤原料・毒薬）
	調剤料
注射調製	無菌製剤処理料（無菌室対象）
	無菌製剤処理料2（中心静脈栄養）
	無菌製剤処理料（抗がん剤）
	無菌製剤処理料（閉鎖式接続器具使用）
	無菌製剤処理料（揮発性抗がん剤に対する閉鎖式接続器具使用）
病棟業務	薬剤管理指導料1
	薬剤管理指導料2
	薬剤管理指導料3
	麻薬管理指導加算
	退院時薬剤情報管理指導料
	病棟薬剤業務実施加算
在宅業務	訪問薬剤管理指導料1
	訪問薬剤管理指導料2
	訪問麻薬管理指導料
その他間接収入 （薬剤師明記）	外来化学療法加算1
	外来化学療法加算2
	栄養管理実施加算
	栄養サポートチーム加算
	緩和ケア診療加算
	感染防止対策加算1
	感染防止対策加算2
	医療安全対策加算1
	医療安全対策加算2
	外来緩和ケア管理料
その他間接収入 （実質的に薬剤師 が関与している 収入）	褥瘡対策加算
	院外処方箋料
	特定薬剤治療管理料
	抗悪性腫瘍剤管理加算
	がん性疼痛管理指導料
	後発医薬品使用体制加算
	一般名処方加算
その他間接収入 （事務的管理収入）	治験薬管理費
	治験審査委員会開催費
	薬価差益
その他医業外収入 （教育機関）	薬学実務実習生受入費

図表11-2 ● 予算書の作成手順

手順1	前年度実績の確認および修正
手順2	次年度予算の方針決定
手順3	前年度実績をもとに、次年度の予算策定
手順4	損益シミュレーション
手順5	修正
手順6	次年度予算と実行計画の確定
手順7	次年度予算と実行計画の実施および管理 （診療責任者会議にて進捗報告）

手順1　前年度実績の確認および修正

　現在行っている薬剤部門の前年度診療報酬実績をまとめます。整理するポイントは、現在行っている業務体系に合わせることと、医師や看護師の負担軽減目的の業務やチーム連携による業務は、別建て計上で整理することです。別建て計上の区分は図表11-3のように「薬剤師業務が直接、診療報酬上評価されるもの」、「薬剤師が参加していることで診療報酬上、間接的に評価されるもの」、「診療報酬上は直接的間接的に評価されないが、実質薬剤師がいなければ業務が円滑に遂行されず効率性・生産性が低下するもの」、「薬価差益等事務的管理により収益が見込まれるもの」の4つに大別する必要があります。

↓

手順2　次年度予算の方針決定

　SWOT分析（118ページ〜参照）を活用して、次年度予算の方針決定を行います。実際には、手順1の前年度実績を参考にしてSWOT分析を行い、次年度は何に注力するかを検討し方針を決定します。例えば図表11-3を見ると、薬剤師業務が直接診療報酬上評価されている項目のうち、区分「病棟業務」が151.5％と増加しています。このことから、入院患者に比重を置くような次年度予算の方針を立て、「2013（平成25）

年度の戦略マップ例」（図表11-4）のようにBSCなどのマネジメントツールを活用して決定します。
↓
手順3　前年度実績をもとに、次年度の予算策定

　手順2で決定した方針に合わせて、手順1で整理した前年度実績を加減・訂正して、次年度予算の基本をつくります。ここでは人員配置を論点にしているため、費用は薬剤師初任給換算での人件費400万円で損益分岐点上の人件費を算出しています。看護師の負担を軽減し安全管理上の注射調製業務を拡大するために、外来入院調剤区分から注射調製に人員を異動させることなどを協議し、予算をそれぞれ策定します。
↓
手順4　損益シミュレーション

　前年度実績から予算概算を確定した上で、損益シミュレーションを行います。医療における最も大きな費用は人件費ですが、近年は電子カルテやオーダリングシステムなどのシステムへの初期投資費用や年間保守管理料、さらには材料費も計上し、損益シミュレーションを行います。詳細な損益シミュレーションを求める際には、光熱費や業務に使用している建物の面積費用として年間減価償却費[3]を計上する必要がありますが、どちらも薬剤部門だけで使用しているわけではないため、今回は割愛します。

　医療における最も大きな費用である人件費とは、薬剤師や調剤助手、事務員の雇用によって発生する費用です。初任給や薬剤師等個人に支払われる給与だけでなく、社会保険料、雇用保険料、厚生年金の病院負担分（1/2負担）、法定健康診断費、福利厚生費なども含まれるため、経理部門に薬剤部門職員の人件費を出してもらうか、初任給換算で算出し概算で計上することが必要です。だいたい額面の1.2倍かかり、40歳以上では介護保険料も上乗せされることになります。

　損益シミュレーションの方法はいろいろありますが、医療法人においては人件費率のみで考えるのではなく、労働分配率を算出し、生み出した付加価値（粗利益）に占める人件費の割合を示します。なお、薬剤部

図表11-3 ● 直接収入実績例

区分	直接収入実績	単価保険点数	月総件数
外来調剤	調剤基本技術料	8	6133
	調剤料（麻薬・向精神薬・覚醒剤原料・毒薬）	1	682
	調剤料（内服・頓用・水薬）	9	7155
	調剤料（外用）	6	2499
	院内製剤加算	10	16
	薬剤情報提供料	10	7846
	手帳記載加算（薬剤情報提供料）	3	7823
入院調剤	調剤基本技術料	42	30
	調剤料（麻薬・向精神薬・覚醒剤原料・毒薬）	1	1136
	調剤料	7	4086
注射調製	無菌製剤処理料1（無菌室対象）	40	0
	無菌製剤処理料2（中心静脈栄養）	40	251
	無菌製剤処理料（抗がん剤）	50	193
	無菌製剤処理料（閉鎖式接続器具使用）	100	42
	無菌製剤処理料（揮発性抗がん剤に対する閉鎖式接続器具使用）	150	26
病棟業務	薬剤管理指導料1	430	0
	薬剤管理指導料2	380	409
	薬剤管理指導料3	325	581
	麻薬管理指導加算	50	34
	退院時薬剤情報管理指導料	90	372
	病棟薬剤業務実施加算	100	1144
在宅業務	訪問薬剤管理指導料1	550	0
	訪問薬剤管理指導料2	385	0
	訪問麻薬管理指導料	100	0

門の場合は1名の薬剤師が直接医業収益を得るわけではなく、調剤であれば処方箋監査者、調剤者、最終監査者、投薬交付者のように数人が連携して1つの医業収益を得るため、医業収益対医業利益率で損益シミュレーションを行った方が予算を立てやすいでしょう。

医業収益対医業利益率は、一般急性期病院だと3〜4％との報告[4]がありますが、自施設での中期計画に新病棟開設のための貯蓄をする必要

総保険点数	実績金額	先月比	前年度同月比	累積実績金額	区分別前年同月比
49064	¥490,640	95.30%	102.40%	¥5,887,680	
682	¥6,820	88.20%	93.30%	¥81,840	
64395	¥643,950	93.80%	103.20%	¥7,727,400	
14994	¥149,940	86.20%	93.60%	¥1,799,280	100.50%
160	¥1,600	99.20%	110.00%	¥19,200	
78460	¥784,600	94.10%	99.20%	¥9,415,200	
23469	¥234,690	94.00%	99.10%	¥2,816,280	
1260	¥12,600	73.20%	107.10%	¥151,200	
1136	¥11,360	109.90%	103.90%	¥136,320	101.00%
28602	¥286,020	101.80%	105.30%	¥3,432,240	
0	¥0	0%	0%	¥0	
10040	¥100,400	135.70%	149.40%	¥1,204,800	
9650	¥96,500	79.10%	85.40%	¥1,158,000	110.60%
4200	¥42,000	140.00%	60.90%	¥504,000	
3900	¥39,000	新設	新設	¥468,000	
0	¥0	0%	0%	¥0	
155420	¥1,554,200	101.00%	133.20%	¥18,650,400	
188825	¥1,888,250	101.40%	116.40%	¥22,659,000	
1700	¥17,000	117.20%	89.50%	¥204,000	151.50%
33480	¥334,800	93.00%	93.00%	¥4,017,600	
114400	¥1,144,000	新設	新設	¥13,728,000	
0	¥0	0.00%	0.00%	¥0	
0	¥0	0.00%	0.00%	¥0	
0	¥0	0.00%	0.00%	¥0	
	¥7,838,370			¥94,060,440	123.80%

などがあれば、当然、将来計画にもとづき医業収益対医業利益率を7～8％と設定することもあります。そのため、図表11-5のように医業収益対医業利益率を薬剤師の人員配置数別に算出しておくことが重要です。あらかじめ算出することで、経営部門から医業収益対医業利益率の目標値の情報提供を受けた段階で、病院の総予算計画と相関した薬剤部門予算書を作成することができます。

図表11-4 ● 2013（平成25）年度の戦略マップ例

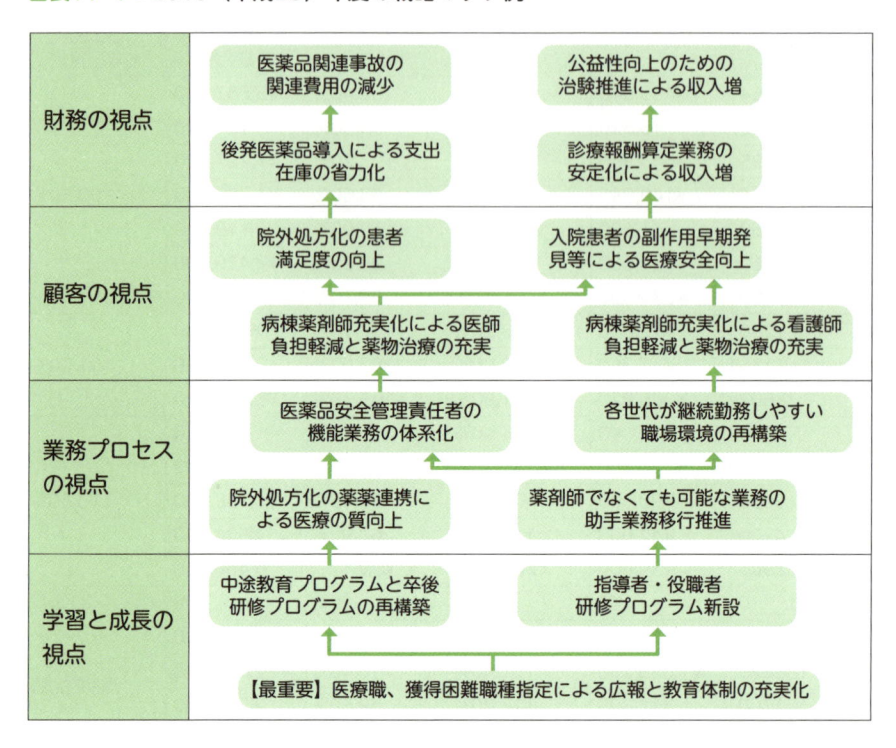

財務の視点	医薬品関連事故の関連費用の減少		公益性向上のための治験推進による収入増	
	後発医薬品導入による支出在庫の省力化		診療報酬算定業務の安定化による収入増	
顧客の視点	院外処方化の患者満足度の向上		入院患者の副作用早期発見等による医療安全向上	
		病棟薬剤師充実化による医師負担軽減と薬物治療の充実		病棟薬剤師充実化による看護師負担軽減と薬物治療の充実
業務プロセスの視点		医薬品安全管理責任者の機能業務の体系化		各世代が継続勤務しやすい職場環境の再構築
	院外処方化の薬薬連携による医療の質向上		薬剤師でなくても可能な業務の助手業務移行推進	
学習と成長の視点	中途教育プログラムと卒後研修プログラムの再構築		指導者・役職者研修プログラム新設	
	【最重要】医療職、獲得困難職種指定による広報と教育体制の充実化			

↓

手順5　修正

　目標収支バランスに達成していない部分の内容を再度検討します。薬剤部門における目標収支バランスに達成しない部分で注視するポイントは、診療報酬のない、医療安全上必要な各医療職種間での業務連携の収支です（図表11-6）。医療安全上の業務に対して、どのような体制を敷くかは各病院によって異なりますが、「人件費を投入することで、医療事故等のトラブルを未然に防ぐことができる」と考え、初期投資に固定費である人件費を計上します。人件費は、医業収益に直接関係するかどうかを基準に、直接人件費と間接人件費（労務費）に分けます。直接人件費は、前述した通りです。間接人件費とは、経理部門や総務部門など

薬剤部門の業務を支援する事務部門にかかる人件費のことです。医療安全対策のための業務連携に関連した薬剤師の人件費も、0にするわけにはいきません。間接人件費を考える際の留意点は、「どこまで減らさなければいけないのか」、「どの程度減らすと業務に支障が出てしまうのか」を把握することです。

　まず、「どこまで減らさなければいけないのか」に関しては、同規模病院と比較して考えることができます。例えば、他院が医業収益10億円、薬剤師5名なのに対して、自施設が医業収益10億円、薬剤師6名であれば、経営効率が悪いといえるでしょう。「どの程度減らすと業務に支障が出てしまうのか」については、同規模病院と比較して、間接人件費が平均値だった場合、「平均値だから、現状のままでよい」と考えていては、競合に勝つことはできません。さらなる効率化を目指して業務改善に取り組み、収益体質を図ることが望ましいでしょう。例えば、病棟配置薬剤師が平均1病棟1名である場合、1病棟0.5名にできないかを検討することが必要です。また一方で、医療安全と医療サービスにより医療の質を高めることが病院経営の基本方針であれば、1病棟1名であるところを1病棟2名にすることもあり得ます。自施設が目指す方向性が、中央社会医療保険協議会（中医協）による医療・介護の中期計画に沿っているのか、また、自施設が重点を置こうとしている部分を中医協でも手厚くしようとしているかなどを把握しておくことが重要です[5)6)]。医療安全対策ならびに医療職間連携による効率性の向上について、慎重に検討協議していく必要があります。

「間接人件費をどの程度減らすと業務に支障が出てしまうのか」を把握しムダを削減するためには、間接人件費に関連する業務をじっくり観察することが必要です。観察を続けることで、改善できる部分やムダな作業を発見できるからです。それを整理し、現場の薬剤師と議論して業務の改善に取り組むとよいでしょう。

　シュミレーションを行う際には、医薬品供給管理で発生する医薬品費と薬価差益、医薬品の有効期限切れや品質管理に必要な冷蔵庫購入費などの間接的収支の損益シミュレーションも必要です（図表11-7）。また、

図表11-5 ● 損益シミュレーション例

Ⅰ区分	Ⅱ直接収入実績	直接医業収入			
		Ⅲ累積実績金額	Ⅳ区分別前年同月比	Ⅴ区分総収入
外来調剤	調剤基本技術料	¥5,887,680	100.50%	¥31,466,640
	調剤料（麻薬・向精神薬・覚醒剤原料・毒薬）	¥81,840		
	調剤料（内服・頓用・水薬）	¥7,727,400		
	調剤料（外用）	¥1,799,280		
	院内製剤加算	¥19,200		
	薬剤情報提供料	¥9,415,200		
	手帳記載加算（薬剤情報提供料）	¥2,816,280		
入院調剤	調剤基本技術料	¥151,200	101.00%	
	調剤料（麻薬・向精神薬・覚醒剤原料・毒薬）	¥136,320		
	調剤料	¥3,432,240		
注射調製	無菌製剤処理料1（無菌室対象）	¥0	110.60%	¥3,334,800
	無菌製剤処理料2（中心静脈栄養）	¥1,204,800		
	無菌製剤処理料（抗がん剤）	¥1,158,000		
	無菌製剤処理料（閉鎖式接続器具使用）	¥504,000		
	無菌製剤処理料（揮発性抗がん剤に対する閉鎖式接続器具使用）	¥468,000		
病棟業務	薬剤管理指導料1	¥0	151.50%	¥59,259,000
	薬剤管理指導料2	¥18,650,400		
	薬剤管理指導料3	¥22,659,000		
	麻薬管理指導加算	¥204,000		
	退院時薬剤情報管理指導料	¥4,017,600		
	病棟薬剤業務実施加算	¥13,728,000		
在宅業務	訪問薬剤管理指導料1	¥0		
	訪問薬剤管理指導料2	¥0		
	訪問麻薬管理指導料	¥0		
	損益シミュレーション	¥94,060,440	123.80%	¥94,060,440

図表11-8のように医師や看護師の直接的収支に分類されるものの、業務上薬剤師が行うことで医療安全管理体制が向上する間接的な業務を考慮する必要があります。

↓

	直接医業費用				
VI 損益分岐人件費換算(/400万)	VII 実配置人員	VIII 実配置人件費利益/収益	IX その他費用紙/機器保守購入		X 備考
7.9	5	36.4%	印刷用紙	¥4,200,000	薬剤情報提供紙等
			印刷費用	¥3,500,000	印刷トナー等
			調剤機器管理保守	¥1,500,000	分包機等初期投資/10年間
			データベース更新料	¥700,000	年間更新料
			病棟支援システム保守等	¥1,000,000	初期投資＋保守管理料/5年間
0.8	5	−499.7%	調製機器（ハード）	¥750,000	初期投資＋保守管理料/10年間
			調製機器（接続器具等）	¥800,000	ディスポーザブル備品
14.8	7	52.7%			
23.5	17	27.7%	¥12,450,000		
					（実質配置人員20名）＋（調剤関連費用） 1.71%
					（実質配置人員19名）＋（調剤関連費用） 5.96%
					（実質配置人員18名）＋（調剤関連費用） 10.22%
					（実質配置人員17名）＋（調剤関連費用） 14.5%

図表11-6 ● その他間接収益例（薬剤師明記）

薬剤師間接医業収益		概算
医療安全対策加算1（85点×4,800件）		¥4,080,000
	収益小計	¥4,080,000
薬剤師間接医業費用		概算
医療安全管理室（専従薬剤師または看護師）		¥5,000,000
医薬品安全管理責任者（医薬品安全管理手順書等〔薬剤師0.33名換算〕）		¥1,212,000
医療機器安全管理責任者		−
医療安全相談窓口職員		−
その他医療安全管理室職員		−
	費用小計	¥6,212,000

医薬品管理医業利益／医薬品管理医業収益＝　　−52.25%

手順6　次年度予算と実行計画の策定

　このようにしてそれぞれの区分の損益を評価、修正し、最終的に薬剤部門全体の収益、費用、利益を1つの予算書として合算し、医業収益対医業利益率で自施設の目標値に到達する目標設定を修正します。

↓

手順7　次年度予算と実行計画の実施および管理

　完成した予算書は、その後、経営者と協議（136ページ〜「手順5　修正」参照）を行い、月例もしくは四半期間隔で業務と予算達成の進捗報告をする形で、年度業務計画と予算書の予算達成に向けて部門運営をすることになります。

❸ 薬剤部門予算書作成の留意点

　薬剤部門で予算書を作成する上での留意点としては、以下のことが挙げられます。

　①薬剤師は、職務記述書が明確になっていない病院が多く、業務を仕分

図表11-7 ● その他間接収益（事務的管理）損益シミュレーション例

医薬品管理医業収益	（百万円）
医薬品医業収益	¥1,000.0
医薬品関連管理料（在宅自己注射管理指導料820点）	¥10.0
収益小計	¥1,010.0

医薬品管理医業費用	（百万円）
医薬品購入費（薬価の90％と仮定）	¥900.0
医薬品購入費（消費税5％と仮定）	¥45.0
医薬品関連材料購入費（自己血糖測定チップ等）	¥1.5
医薬品管理者（人件費）薬剤師1名	¥4.0
経理帳票・薬事関連法規帳票管理者（人件費）事務1名	¥3.0
医薬品消耗（有効期限切等）	¥0.1
医薬品管理支援システム（初期投資/10年間＋保守管理費）	¥0.4
医薬品管理費（倉庫敷地費/冷蔵庫購入費/金庫等）	－
費用小計	¥954.0

医薬品管理医業利益/医薬品管理医業収益＝　　5.55%

けしにくい。

②病院経営は保険収入がベースであることから、診療報酬の直接収入と直接的人件費のみで評価されることが多い。そのため、職種間連携による診療報酬を収支予算書のみで評価することは非常に困難で、収支予算書のみで臨床現場の配置を検討すると、効率性や生産性の低下を招きかねない。

③診療報酬改定が隔年ごとにあり、点数公示は適用の1～2か月前になるため、改定業務についての損益シミュレーションが立てにくく、期中での中間評価で大幅な補正をすることにより、予算が未達成になっ

図表11-8 ● その他間接収益例（実質的に薬剤師が関与している収益）

薬剤師間接医業収益	概算
院外処方箋料（68点×9,000枚×12か月）	¥73,440,000
一般名処方加算（2点×9,000枚×12か月）	¥2,160,000
収益小計	¥73,440,000

薬剤師間接医業費用	概算
医師発行技術料評価として（42点×9,000枚×12か月）	¥45,360,000
保険薬局からの照会対応人件費（院内薬剤師）1名	¥4,000,000
病院機能評価項目の「院内薬剤師による院外処方箋の監査」1名	¥4,000,000
医療安全管理対策上の入院前服用薬管理と指導1名	¥4,000,000
一般名処方マスタ登録/照会内容記録登録補助員1名	¥3,000,000
処方箋用紙代、印刷代等（9,000枚×12か月）	¥3,500,000
費用小計	¥53,360,000

医薬品管理医業利益/医薬品管理医業収益＝　　27.34%

てしまうケースが多い。

④診療報酬は、各施設で行っている無報酬業務に対して有用性・有益性が認められると診療報酬の対象業務となることが多いため、質の高い医療を先行して提供する病院ほど間接的人件費が高くなる傾向がある。

⑤医薬品は、医療法、薬事法、麻薬及び向精神薬取締法、製造物責任法など多岐にわたり規制[7]があり、規制に対して診療報酬上の反映があるわけではないため、医薬品管理関連業務は採算性がとりにくい。

❹ 予算書を活用し、よりよい事業運営を目指す

薬剤部門の特殊性を考慮せずに、経営部門のみで作成した予算書は、形骸化しがちです。予算書は、自施設の方向性と臨床現場の状況を把握している部門長が作成するのが望ましいでしょう。

計画的な事業運営を行うことは、良質な医療を安定して患者に提供することにつながります。安定した病院経営は、医療従事者を医療に集中させることができ、質の向上も期待できるのです。

◆参考文献
1）社会保険研究所：診療報酬点数表 改正点の解説平成24年度版，2012年
2）社会保険研究所：診療報酬点数表 改正点の解説平成22年度版，2010年
3）国税庁：No.2100 減価償却のあらまし,平成24年4月1日現在法令等
4）独立行政法人福祉医療機構：病医院の経営分析参考指標（平成20年度決算分）の概要，2008年
5）田辺三菱製薬株式会社：DPCはやわかりマニュアル，2012年
6）厚生労働省：第239回中央社会保険医療協議会 総会資料，2013年3月13日
7）加賀谷肇他：新しい医薬品管理，じほう，2008年

# 第3章

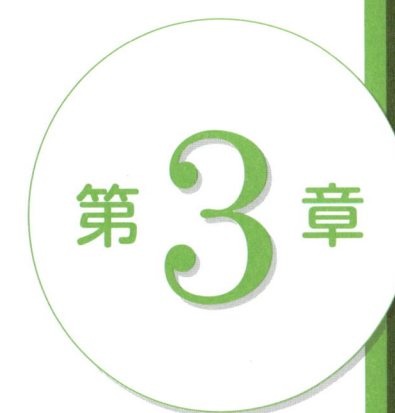

薬剤部門マネジメントの実践
中級
組織力、
コミュニケーション力向上
のポイント

1

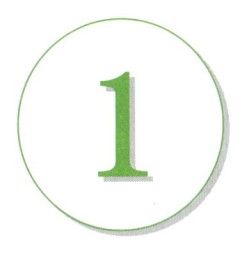

組織力向上のポイント

コンプライアンスとガバナンスへの取り組み
　　事例：横浜新緑総合病院

次世代マネジャーに求められる能力と育成法

ミドルマネジャーの育成

コンプライアンスとガバナンスへの取り組み
事例：横浜新緑総合病院

藤本 康嗣（横浜新緑総合病院薬剤部部長）

① コンプライアンスとガバナンスの重要性

　組織マネジメントの根幹となるのが、コンプライアンスとガバナンスです。コンプライアンスは直訳すると法令遵守、ガバナンスは組織統制（統治）となります。組織統制には組織運営に必要なさまざまなルールの設定が必要となります。ルールの設定がしっかりしていても、それが遵守されなければ組織が正常に稼働することは難しいでしょう。そのため、コンプライアンスとガバナンスは、一対で初めて機能するといえます。また、現在の医療機関が置かれている経営環境は医療費抑制政策の直接的なターゲットであり、急速な変革を行っている医療行政に対して俊敏な対応が求められています。このように大変厳しい状況にあることから考えても、薬剤部門のマネジメント技量は医療機関の経営に大きな影響を及ぼします。

　本節では、病院薬剤部門のマネジメントにおけるコンプライアンスとガバナンスについて、横浜新緑総合病院薬剤部の運営を例に挙げて解説します。

② 横浜新緑総合病院における薬剤部の位置づけ

　横浜新緑総合病院では、薬剤部は診療部、看護部、診療技術部、管理部と同列の部門として位置づけられています（図表12-1）。2008（平成20）年までは診療技術部の一部門としての位置づけでしたが、現在の医療現場で必要とされる薬剤部門の責務と業務量、そして、その果たすべき役割の重みに見合った位置づけが必要であることを経営陣に具申し、独立性のある部門として現在の位置づけを確立しました。

③ 薬剤部の組織と役割分担

　現在、薬剤部には薬剤科、医薬品管理課、治験管理室の3つの部署を設

図表12-1 ● 横浜新緑総合病院の組織図

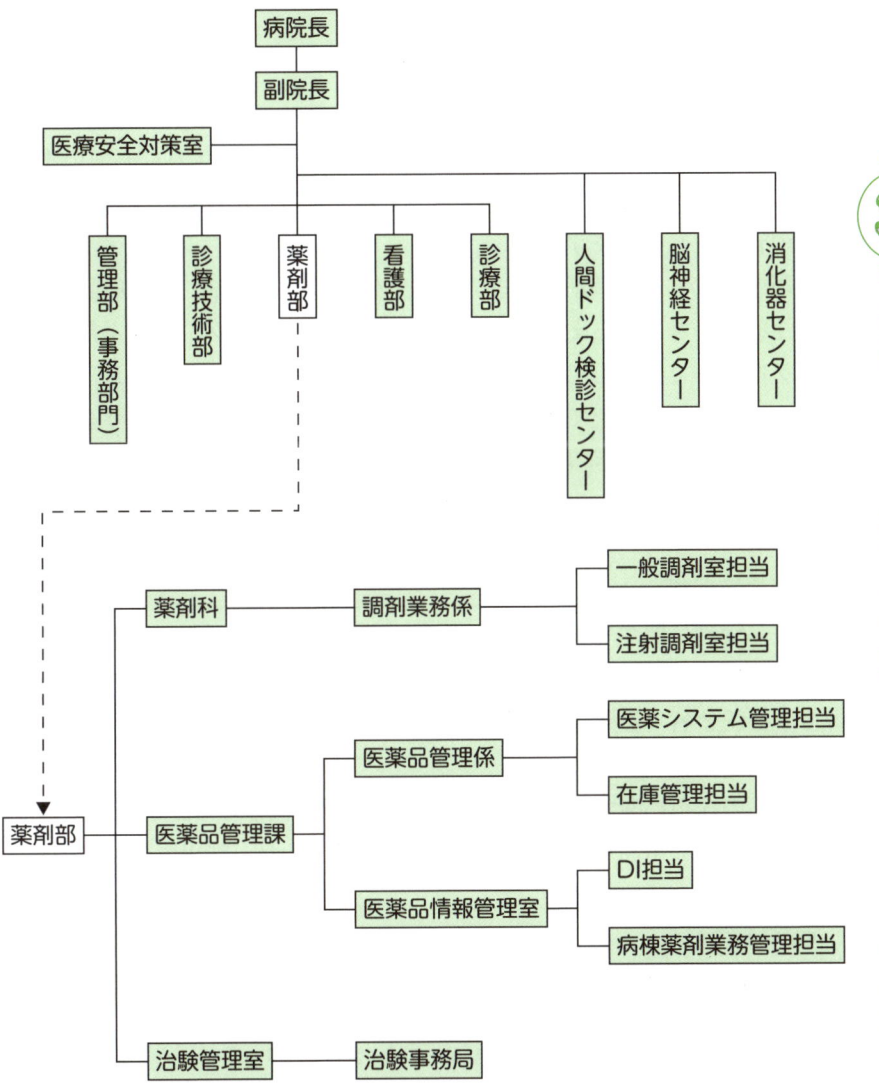

```
                        病院長
                          │
                        副院長
          ┌───────────────┼───────────────┬──────────┬──────────┬──────────┐
     医療安全対策室                         │          │          │          │
          │               │               │          │          │          │
     ┌────┼────┬────┬────┬────┐       人間ドック   脳神経      消化器
  管理部  診療  薬剤  看護  診療          検診センター センター    センター
 (事務   技術  部    部    部
  部門)  部
          │
          ▼
        薬剤部 ─┬─ 薬剤科 ─── 調剤業務係 ─┬─ 一般調剤室担当
                │                          └─ 注射調剤室担当
                │
                ├─ 医薬品管理課 ─┬─ 医薬品管理係 ─┬─ 医薬システム管理担当
                │                │                 └─ 在庫管理担当
                │                │
                │                └─ 医薬品情報管理室 ─┬─ DI担当
                │                                     └─ 病棟薬剤業務管理担当
                │
                └─ 治験管理室 ─── 治験事務局
```

第3章 薬剤部門マネジメントの実践 中級 組織力、コミュニケーション力向上のポイント

置しています。

(1)薬剤科

　日常の調剤業務を統括管理する部門です。日々のルーチン業務スケジュールの調整と人員の配置をし、業務が円滑に進められるようにしています。係長1名（専任）が運営の主幹、主任2名（兼務）が日常の業務スケジュールの管理をしています。

　調剤業務は、一般調剤室担当（入院、外来投薬、製剤）と注射調剤室担当（注射薬のとりそろえ、中心静脈栄養剤のミキシング、抗がん剤のミキシングなど）で分担しています。業務はローテーションで担当し、薬剤師全員がすべての業務をできるように工夫しています。これにより全員が調剤業務全般に対応できるため、夜勤や日直は1人勤務でも可能な体制が維持できています。

(2)医薬品管理課

　医薬品管理に関する業務を統括管理する部門です。医薬品管理係と医薬品情報管理室の2つのセクションで構成し、係長1名（専任）が運営の主幹で、主任2名（兼務）と2名の担当スタッフ（兼務）で分担しています。

①医薬品管理係

　医薬品の採用に関すること、医薬品在庫管理に関することが主な業務で、薬事審議委員会事務局の機能も担っています。また、採用医薬品の各院内

●事例病院DATA

医療法人社団三喜会　横浜新緑総合病院

　住　　所：神奈川県横浜市緑区十日市場町1726-7
　病床数：一般236床（回復期リハビリテーション病棟37床）
　診療科：消化器センター（消化器内科、消化器外科）、脳神経センター（脳神経外科）、内科、外科、整形外科、婦人科、眼科、泌尿器科、皮膚科、循環器科、麻酔科、放射線科、リハビリテーション科、肛門科、呼吸器科、神経内科、気管食道外科
　薬剤師：18名

システムにおけるマスター管理（オーダリング、調剤システム、薬剤管理支援システム等）も本部署が担当し、クリニカルパス運営委員会事務局としても機能しています。

②医薬品情報管理室

　DI（Drug Information：医薬品情報）担当と病棟薬剤業務管理担当に区分しています。DI担当は、院内における採用医薬品情報を常に提供できる体制の整備をはじめ、副作用情報や緊急安全情報、添付文書改訂など外部から提供を受ける情報の整理と院内周知を行っています。横浜新緑総合病院では、月2回（5、20日発行）「DI速報」を配布して、情報の周知徹底を図っています。

　病棟薬剤業務管理担当は、薬剤師の病棟配置スケジュールの管理調整、病棟薬剤業務日誌の管理、さらに以前から実施している薬剤管理指導業務の整備を行っています。指導記録の内容チェックや服薬指導に必要なツールの作成、指導の標準化など指導にかかわる薬剤師の業務支援も担当します。

　そのほか、副作用報告の対応や医薬品の不良品、不具合のクレーム処理なども行い、輸血療法委員会の事務局も担っています。ちなみに、担当係長は医薬品安全管理責任者として医薬品安全管理室のメンバーになっています。

(3)治験管理室

　治験管理部門は院内の独立した部門として設置されるのが一般的ですが、横浜新緑総合病院では薬剤部内に設置しています（図表12-2）。中小規模の病院では、常に多数の治験案件があるとは限りません。治験管理室を独立した部門として常設してしまうと、案件数が少ないことを理由に人員を増減することが難しくなります。そこで、業務量に見合ったマンパワーの確保を可能にするために治験管理室を薬剤部内に設置したのです。薬剤部では、3名の薬剤師が兼務で事務局業務を分担し、治験コーディネーター（Clinical Research Coordinator、以下CRC）については治験施設支援機関（Site Management Organization、以下SMO）からの派遣で賄い、業務量

図表12-2 ● 治験関連業務の組織図

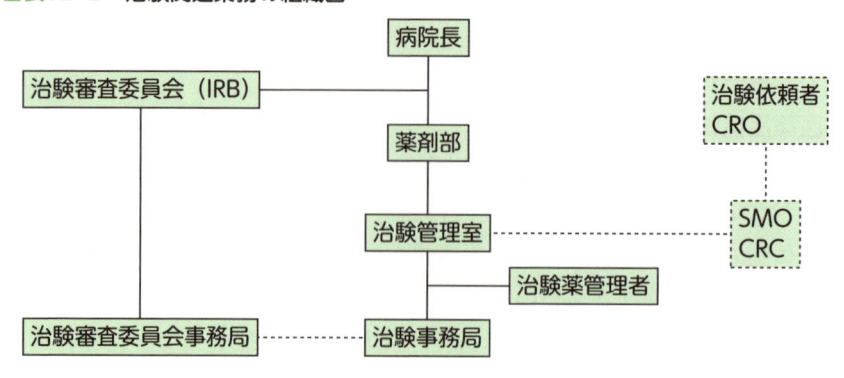

```
                         病院長
                          │
治験審査委員会（IRB）      │                治験依頼者
         │               薬剤部              CRO
         │                │
         │                │                  │
         │             治験管理室 ───────── SMO
         │                │                  CRC
         │                ├── 治験薬管理者
         │                │
治験審査委員会事務局 ──── 治験事務局
```

に応じた人員確保ができる組織を構築しました。

　治験案件については、直接依頼者（製薬会社）から持ち込まれることもありますが、SMOから持ち込まれる案件も多く、現在、常に複数のプロトコルが実施されています。当然、SMOから持ち込まれた案件は、そのSMOが派遣するCRCが担当しています。2014（平成26）年2月28日現在、4社のSMOが介入しており、派遣CRCが4プロトコルの案件を担当しています。

　また、治験管理室は治験事務局、治験審査委員会事務局も担当しています。治験管理で必要とされる「治験・製造販売後臨床試験に係わる標準業務手順書」や「治験審査委員会標準業務手順書」（Standard Operating Procedure）をはじめとして、治験の契約から実施、終了に至るまで膨大な書類の作成管理が必要です。SMOと協働で業務を行い、各社の品質管理における監査も活用することで、コンプライアンスが担保された治験管理業務の維持が可能となっているのです。

❹ 各委員会での薬剤師の役割

　横浜新緑総合病院では数多くの委員会が活動しています。薬事審議委員会や治験審査委員会の事務局の委員長は、どちらも薬剤部長が務め、薬剤部業務の一環として活動しています。もちろん、そのほかチーム医療の充

実のために設置された委員会においても多くの薬剤師が参画し、活躍しています。その中でも薬剤部のメンバーが事務局を担当し、中心的な役割を果たしている委員会について紹介します。

(1) 栄養サポートチーム（NST）委員会（薬剤師2名所属）

　病院全体における栄養管理向上のための提案、各職種や個人のスキルアップのための研修会の企画、標準ツールの整備などを主な活動としています。また、横浜新緑総合病院の特徴ともいえますが、栄養サポートチーム加算算定の施設基準の専従者は薬剤師が担っています。現在は、毎週1回の全病棟を対象としたNST総回診に同行することで栄養管理の現状を把握し、スタッフに直接、問題点の指摘やアドバイスを行います。栄養管理にかかわる所定の研修を修了した常勤薬剤師は現在3名で、そのうち1名が専従者であるNST専門療法士です。

(2) がん化学療法委員会（薬剤師3名所属）

　がん化学療法のレジメンの審査や外来化学療法室の運用管理、抗がん剤における被曝対策などを行っています。この委員会の最も大きな役割は、治療の質と安全の徹底を図ることです。がん化学療法はここでのレジメン審査を通過しなければ、実施できません。

　事務局としての仕事は、レジメン審査に必要な書類や文献の整備と事前のEBMレベルのチェック、そして審査通過後の院内システムへのレジメン登録などです。現在、閉鎖式デバイスを用いて医薬品をミキシングおよび投与していますが、このデバイスの導入を提案し、採用まで推し進めたのもこの委員会です。患者の安全を考慮することはもちろんですが、スタッフ側の安全面を担保することも同じくらい重要なことであると考えます。

(3) 緩和ケア委員会（薬剤師3名所属）

　全病棟に緩和ケアチームをつくり、カンファレンスも病棟単位で実施していますが、このカンファレンスの実施状況を把握し、より充実した緩和ケアを提供するための標準ツール導入や、スキルアップを図るための研修

> **キーワード● 閉鎖式デバイス**
>
> 抗がん剤を混合するときに発生するエアゾルの漏出を防止し、毒性の強い抗がん剤の被曝を防止するために用いる器具。
>
> 閉鎖式デバイスを利用した抗がん剤の混合調製

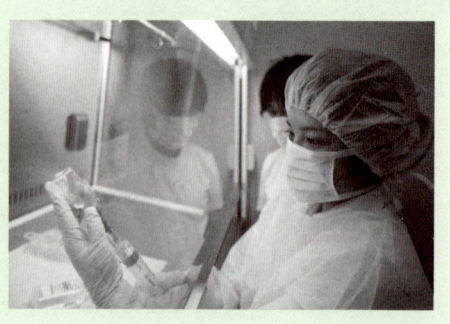

会の企画などを行います。2013（平成25）年度は2回の院内研修を実施しました。参加者へ研修修了証を交付することで、モチベーションの向上へつなげるなどの工夫もしました。

⑷輸血療法委員会（薬剤師1名所属）

輸血療法ガイドラインの整備、輸血関連の安全情報の院内周知、血液使用実態の把握、自己血輸血の記録、輸血後感染の遡及調査への対応、インシデントの分析と対策など、輸血療法にかかわる管理業務を担当しています。

⑸クリニカルパス運営委員会（薬剤師3名所属）

クリニカルパスの運用を管理する委員会で、院内の全職種からメンバーを選出して活動しています。各診療科で運用しているパスの稼働状況や問題点の抽出を行い、クリニカルパスが有効に活用できる体制を整えることが目的です。

事務局の仕事は、クリニカルパスの作成から運用に至るまでをしっかりとサポートすることです。オーダリングへの登録や、バリアンスの抽出を担っており、委員会へ報告することで適切なパスへのブラッシュアップに貢献しています。2014（平成26）年2月末現在、9診療科、83疾患治療に178のパスが登録されており、常に入院患者の30％以上にパスが適応されています。

(6)感染対策委員会（薬剤師2名所属）

　感染対策委員会は薬剤部が事務局をしているわけではありませんが、幅広くサポートしています。毎月、抗菌剤の使用量を集計し、使用状況の報告をすることで適正使用の提案をし、耐性菌発生の防止に努めています。また、院内感染防止の観点から消毒剤の適正使用に関する情報も提供しています。このほか、院内マニュアルの整備にも積極的にかかわっています。具体的には職員の感染防止対策としてワクチンなどの予防接種実施マニュアルや、針刺し事故発生時の薬物治療に関するマニュアルの整備をしています。

　さらに、院内感染対策の要として感染制御チーム（Infection Control Team、以下ICT）が存在し、感染症専門医（Infection Control Doctor）や感染管理看護師（Infection Control Nurse）らとともに積極的に活動しています。ICTには2名の薬剤師が所属しています。感染制御専門薬剤師については、現在養成中です。

5 薬剤師のスキルアップのための取り組み

　当然のことですが、教育はコンプライアンスとガバナンスの維持向上には不可欠な要素です。知識が不十分なために起こるコンプライアンスの低下は、組織マネジメントにおいてあってはなりません。業務を円滑に進めるためには、一定レベルの知識共有が必要です。そのため、教育システムの構築は組織として常に取り組まなければならない課題です。

　以下に、薬剤部での取り組みを紹介します。

(1)院内・部内研修
①薬剤部勉強会

　毎月2回、45分程度の講義を製薬会社のMRを講師に迎えて行っています。2交替でとっている昼休憩の時間を利用し、同じ内容の講義を2回行うことで、全員が参加できるようにしています。テーマは、最近のトピックのほか、特定の疾患にかかわる薬剤、新たに導入される治療薬など、適宜設定しています。

②診療部新薬説明会

　毎週月曜日に開催される診療部会議の前に、製薬会社のMRによる30分程度の新薬説明会を行っています。薬剤部からは毎回6名が交替で出席します。診療部の全常勤医師が参加している説明会なので、広い視野での質疑に加わることができます。年間45回程度の開催ですが、最新研究からの報告などタイムリーな情報を得ることができ、とても有効です。

③院内研修会

　院内教育研修委員会が年間12回、そのほか各種委員会開催の研修会が年間約15回程度開催されています。職員の80％以上の参加率を求められる感染対策やリスクマネジメントの研修をはじめ、医療倫理、患者とのコミュニケーションスキル、医療制度、関係法規など幅広いテーマで行われており、医療人としての常識を学べる機会となっています。

(2) **外部研修**

　学会や薬剤師会、各医療団体、行政、製薬会社などが開催する外部の講演会も有効に活用しています。ルーチン業務との兼ね合いで、希望通りに出席できないこともありますが、担当しているテーマの外部研修には参加しやすいよう配慮されています。また、各自が所属している学会への参加費用は、基本的に学会出張として病院が負担するなど、参加しやすい環境が整っています。

❻ 組織の運営を円滑にするためのノウハウ

　ここで、コンプライアンスとガバナンスを職員に浸透させ、組織運営を円滑に行うために有効なポイントを2つ紹介しましょう。

(1) **会議を有効に活用する**

　会議とは、「物事の周知を効率よく図るための報告」と「物事に対して一定の結論を効率よく導くために活用するもの」だと考えます。会議に要する時間は、長くても1時間以内が望ましいでしょう。報告事項は内容が理解されなくては意味がありませんので、簡潔かつ容易に理解できる説明

資料などを作成し、場合によっては事前に配布するなどの工夫が必要です。会議で結論を委ねられている事項は、あらかじめ構成メンバー全員が内容を十分理解しておき、それに対する考えを整理した上で会議に臨んでもらう必要があります。

　また、会議でメンバーから忌憚のない意見が出やすくする工夫も大切です。多数決ではなく、全員の合意の下で決定できるのがベストでしょう。とはいえ、意見が割れることも多いのが現状です。結論を出す必要があるのですから、リーダーには、ときには衆議独裁も辞さない覚悟が求められます。このように会議を進めることで組織決定のスピード感が醸成され、組織の活性につながるはずです。

(2) リーダーシップを身につける

　リーダーシップ（162ページ参照）は「指導者としての地位・任務。指導者としての素質・能力。統率力。（大辞林）」と捉えられています。リーダーシップはあらゆる組織の運営に欠かせない能力であり、それを発揮できる人材なくして組織運営の維持はできないでしょう。それぞれのポジションでのリーダーシップが適切に発揮されることで、組織全体のガバナンスが整い、組織のコンプライアンスが維持されます。

　リーダーシップの能力はある特定の人たちだけが持っていればよいと思われがちですが、そうではありません。チーム医療の中では各々の職種がそれぞれの専門分野に対するリーダーシップを求められるのですから、誰もがこの能力を身につけておく必要があるはずです。薬剤師ならば、薬物治療に対してリーダーシップをとっていかなければならないのです。

①指導者としての地位・任務

　薬剤部門の最上位の薬剤部門長には、部門全体の運営に関するすべての責任が委ねられています。部門内では、業務を円滑に行うために中間管理職（係長など）を配置して責任分担することで、よりきめ細かい配慮が可能となり、組織としてのチームワークが維持できます。また、それぞれに分担された業務が滞りなく展開するための現場リーダーを主任として位置づけ、日常的にスタッフの指導やサポートをしていきます。

②指導者としての素質・能力・統率力

　主任は日常業務におけるスケジュールの調整や業務の進行状況などを確認しながら、スタッフへ適切な指導やサポートを行います。そのため、主任には気配りと指導力が求められます。

　上位の係長はそれぞれ分担された業務の成果を確認し、精度や効率性の向上に対して意識を持ち、主任が機能しやすいように指導やサポートを行います。そのため、気配り、指導力に加え、よりよい業務を提案する発想力も必要となります。

　そして薬剤部門全体の業務に対して全責任を担う薬剤部門長は、業務を分担している係長と連携して部門全体の調整を行うとともに、他部門や経営陣との業務の調整や交渉を行い、業務遂行に必要な環境を整備します。薬剤部門のトップですから、指導力、発想力に加え、さまざまな角度から物事を見られる分析力、他部門と対等に議論できる発言力、さらには経営能力、統率力といった多くの能力が求められます。

　そして、役職者だけでなく全スタッフに求められているのが、高いコミュニケーション能力です。医療の現場では多職種が一緒に働き、患者を支えています。コミュニケーション能力が必要不可欠であることは言うまでもありません。

❼ 優秀な人材の確保がコンプライアンスとガバナンスの向上につながる

　病院のビジョンを明確にし全体で共有することで、各組織の役割と責任分担が明確になります。分担された業務を遂行するためのリーダーシップが、組織を構成する人材1人ひとりに求められています。すなわち組織のコンプライアンスとガバナンスは、組織を構成する個人が役割を自覚し、自立し続けることで維持向上されるものと考えます。そのため、優秀な人材の確保と育成には、常に組織全体で取り組んでいかなければなりません。

次世代マネジャーに求められる能力と育成法

深澤 優子（R&D Nursing ヘルスケア・マネジメント研究所代表）

❶ 医療機関にマネジメントは必要か

　次世代のリーダー、マネジャーの育成は、どの業界でも人事の第一優先課題といっても過言ではありません。現在、企業の経営トップの多くは50代後半〜60代ですが、その多くが右肩上がりの経済成長の中で若いうちから実力以上の仕事を任され、経営判断をせざるをえない状況に直面してきました。しかし、次世代のリーダー候補となる人たちは、バブル崩壊の影響で大きな経営判断を迫られる経験ができていないといわれています。このようなことから、次世代リーダーの育成は、多くの企業で人事上の最も大きな課題と捉えられています[1]。

　しかし、医療機関においては少し異なるでしょう。バブル経済が崩壊した頃から独立採算・コストパフォーマンスを強く求められるようになり、非営利組織であっても経済的活動は無視できないという考え方にシフトしてきました。同時に、求められる医療の形態も変化し、与える医療ではなく「選ばれる病院」という考え方に変わりつつあります。最善の医療サービスの実現（効果）と採算性（効率）が強く求められるようになったわけです。

　そのような中で、医療機関のマネジャーには、マネジメント全般に関する知識や実行力への対応が強く求められるようになりました。医療業界においては「専門性」に強くこだわりがあり、一般のマネジメント知識は役に立たないと考える人も少なくありません。しかし、マネジメント知識に関して、業界問わず共通部分が8割・専門的な部分は2割[2]といわれています。マネジメントの基本を理解することは、医療分野・薬剤部門の運営にも重要なことです。

❷ 組織とマネジャーの役割

　組織とは、共同の目的を達成するために意識的に調整された2人以上の行動のシステムであり、人々の間に特定の共通目的、目的を達成しようとする貢献意欲、目的の達成に必要なコミュニケーションの3つの要素が存在する場合に成立しているといえます。また、組織は小集団の集合体であり、小集団のリーダーは上位集団と下位集団に同時に所属していて、両方の集団のコミュニケーションのチャネルとなる「連結ピン」の役割を果たしています[3]。

　この小集団のリーダーを管理者（マネジャー）とすると、その役割は以下の6つに集約されます[3]。

　①上位者の方針にもとづいて自分が所管する組織の業務目標を定めること
　②業務目標や具体的な課題を達成すること
　③部下の育成
　④上司に現場の情報を伝え、意見を述べ補佐をすること
　⑤問題解決能力を高め、組織風土の改革のリーダーとなること
　⑥ほかの部や課と円滑な関係を維持し、連携を図ること

　中でも特に重要なのは、目標を定めたり結論を出したりする際の意思決定と、意思決定されたことを実行するリーダーシップです。つまり2つの力を高めることが、次世代マネジャー育成の中心的課題となります。また、次世代マネジャーの育成は、マネジャーに求められる役割の1つである「部下の育成」の中でもとりわけ重要な課題といえます。

　本節では、「マネジャーとして強化すべき意思決定力とリーダーシップ」と「戦略的人材マネジメント」について解説します。

❸ これからのマネジャーが強化すべき能力

(1)意思決定力

　意思決定とは、ある目標を達成するために複数の選択可能な代替案の中から最適なものを選択し、決定・実行することを指します。よい意思決定

を行うためには、必要な情報を集め、事実を見極め、仮説を立てる論理的思考が欠かせません[4]。経営あるいは組織運営の本質は、問題解決活動の繰り返しだという捉え方がありますが、この問題解決活動（＝問題発見→問題認識→設計→選択→実施→評価）の中の「問題認識→設計→選択」部分が意思決定です[5]。ロジカル・シンキングを身につけ、問題解決プロセスの実践を繰り返すことで意思決定力の向上が可能になるわけです。

しかし、意思決定とはゴールではなく不確実な「未来」へ向けた1つのスタートにすぎないということが、最も重要かもしれません[6]。未来の特徴とは、「不確実であること」です。どれだけロジカル・シンキングを駆使しても、不確実性の排除は実は難しいのです。そこで、論理に裏打ちされた直観力や説得力、決定をする「決意」、結果を受け入れる「責任力」が必要とされます[7]。「自分は当事者である」と肝に銘じることが、意思決定のスタートといえます。

Column

失敗したら新たな意思決定を

よく、間違いのない意思決定の仕方を教えてほしいといわれますが、100％間違いのない意思決定はありません。意思決定が失敗・間違いだったときには、状況を正しく捉えて新たな意思決定をします。経営・管理の中で、状況は刻一刻と変化しています。時間の経過とともに状況が変化することは多々ありますし、どれだけロジカル・シンキングを駆使ししても、それがすべてではないところが「未来という不確実性」なのです。人間はどうしても「あのとき、こうすればよかった」という考え方になりがちですが、意思決定ができるのは未来に向かってのみなのです。意思決定を行って、想定と異なる結果だった場合、「そんなはずはない」といつまでも自分の意思決定に固執せずに、そのときの状況をシンプルに（客観的に）捉えて新たな意思決定をすることが重要です。

(2) リーダーシップ

リーダーシップ（157ページ参照）とは、集団に対して目標達成を促すよう影響を与える能力のことをいいます。つまり、与えられた状況の中で、目標達成のために集団または個人に影響を及ぼすプロセスといえます[9]。組織に所属するメンバーの能力や性格、考え方は十人十色です。その足並みがそろうように働きかけるのがリーダーであり、人々の意思を目的に向かって1つにする働きかけがリーダーシップであるわけです[10]。

リーダーシップは、管理職（マネジャー）に求められることが多いため、マネジャーに必要なスキルと考えられがちですが、リーダーとマネジャーでは果たす役割が違います。マネジャーは、組織における管理職、つまり組織内で公式に認められた立場ですが、リーダーは、公式の立場や権限がなくても集団や個人を新たな方向へと変化させ、導く人物のことをいいます。実際に、管理職に任命されている人とリーダーとして影響力を発揮する人が異なることは多々あります。

リーダーとして有能でもマネジャーとして疑問符がつくタイプや、マネジャーとしては大成する力を持っていても強いリーダーシップを発揮できないタイプもいます。だからこそ、リーダーシップとマネジメントの根本的な違いを理解して、リーダーでありマネジャーである人材の育成を考えることが重要です。

リーダーシップとマネジメントの役割の違いは何かというと、「マネジメントは複雑さに対処し、リーダーシップは変革を推し進める」ということです。リーダーシップとマネジメントはともに、課題の特定、課題達成を可能にする人的ネットワークの構築、実際の課題達成、という共通する3つの仕事がありますが、仕事を行う具体的手法に両者の違いがあります[12]。図表13-1にその違いをまとめます。

①課題の特定

将来目標を決めてから詳細に実行ステップを決め、経営資源を割り当てるなど、計画立案と予算策定がマネジメントです。

これに対して、将来ビジョンを定め、ビジョン実現のための変革の戦略を用意したり、針路の設定をするのがリーダーシップです。

図表13-1 ● リーダーシップとマネジメントの違い

	リーダーシップ	マネジメント
①課題の特定方法	針路の決定	計画の策定と予算の策定
②人的ネットワークの構築方法	人心の統合	組織編成と人員配置
③課題達成の実現方法	動機づけと啓発	コントロール

②人的ネットワークの構築方法

　組織化と人材配置によって、計画達成を目指すのがマネジメントです。計画達成に向けて組織構造を構築し、ポストを創設し、適切な人材を充当し、関連スタッフに計画を伝達すること、計画実行権限を委譲すること、実行状況を把握するしくみをつくること、などが該当します。

　リーダーシップでは、1つの目標に向けて組織メンバーの心を統合することがメインになります。

③課題解決の実現方法

　マネジメントでは、コントロールと問題解決という手法をとります。報告書やミーティングによって公式・非公式両面から計画と実践を綿密に比べ、両者の間にギャップが生じていないかをチェックし、問題があれば解決するための計画を立て準備を行います。

　リーダーシップがビジョン達成をするための手段は、動機づけと啓発になります。価値観や感性に訴えて大きな障害を乗り越え、皆を正しい方向へ導くということです。

　　　　　　　　　　　　　＊

　以上のことから、リーダーとマネジャーにはそれぞれどのようなスキルが必要なのかわかるでしょう。大きな方向性を示してメンバーの心を1つにし熱意を引き出すことと、緻密な計画やしくみづくりを行うこと、この両面が次世代マネジャーの備えるべき能力といえるでしょう。

❹ 人材育成の方向性を定め、基本設計を構築する

(1) 人材マネジメントとは

　人材マネジメントとは、組織にとって重要な経営資源である人材を活用して、組織の戦略を達成し、さらに次の戦略を生み出す人材を提供することです。組織（経営）の視点では「人材を獲得・育成・配置・評価・処遇」していくこと、人（働く人）の視点では「人材の意欲・成長・働きがいを向上」させること、という2つの考え方から成り立っています[13]。つまり、人材マネジメントには、組織目標の達成という経営の視点と同時に人間としての価値を高めていくという人の視点が必要になります。

　この経営と人の視点は、調和しないことがあります。「育成し、やる気にさせなければ人材にならない」のが人材マネジメントの最大の特徴ともいえるでしょう[13]。人材マネジメントにおいて、最も重要かつ基本となるのは、戦略です。まずは、どのような人材が組織にとって必要なのかを明確にする必要があります。その戦略を達成するためのシステム・しくみづ

Ⓒolumn

「問題が山積みで……」は本当か!?

　「いろいろと問題があってね」、「問題が山積みでね」が口癖になっていたら用心が必要です。どんな組織にも問題はありますが、問題を正しく捉えていなければ、うまく解決できない上、新たな問題を引き起こしかねません。まずは問題とは何かをシンプルに理解しておきましょう。問題とは、「あるべき姿」と「現状」の間にあるギャップです。問題認識が正しくできない理由の1つに、「あるべき姿をきちんと描けていない、違っている、あいまい」というケースがあります。意思決定を行う際には何があるべき姿なのかを明確にしておかないと、判断がぶれてしまいます[8]。
　「問題だらけで……」と感じたら、「ではどのような姿（状態）が望ましいのか」を答えられるか確認してみましょう。問題だと決めつける前に、あるべき姿を明確にしないと問題解決はできないのです。

くりには、緻密さが要求されます。

(2) 人材育成における戦略の重要性

　戦略とは、組織を成功に導くためのシナリオといえます。組織の成功とは「ミッションの達成（理念＝あるべき姿の達成）」です。経営戦略とは、ミッションを少し具体的に表現して、あるビジョン（近い将来＝3〜5年後のなりたい姿）と現状の間にあるギャップを埋めるためのシナリオ（目標達成のための解決策）のことです[14]。

　つまり、人材マネジメントを考える上で経営戦略は必要不可欠です。BSCを用いて「どのような人材を確保・育成し、組織風土を醸成し、そのことでどのような業務のしくみを可能にし、どのような価値を顧客に提供し、組織の目標を達成する」という関係性を示すとわかりやすいでしょう（図表13-2）。

　人材育成を考える際には、まず、組織の目標を達成するために求められる人材像を明確にし、そこを目指した育成方法を考える必要があるのです。

図表13-2 ● 戦略体系と人材マネジメントの位置づけ

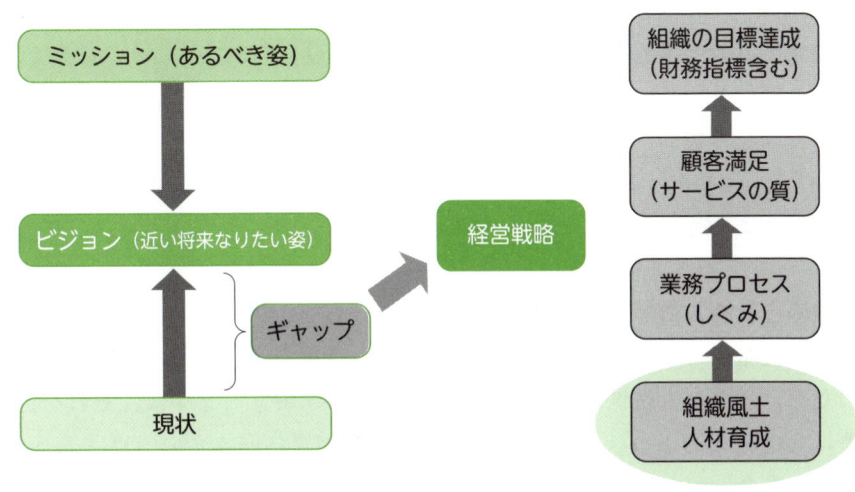

図表13-3 ● これからの人材マネジメントにとって重要な4つの提供価値

	短期的目標	長期的目標
組織の視点	成果による戦略達成への貢献を高める	戦略を構築する能力を獲得し、その能力を向上させる
人の視点	公平で情報開示に基づいた評価と処遇を提供する	キャリアを通じた人材としての成長を支援する

(出典：守島基博『人材マネジメント入門』p21、日本経済新聞出版社、2007年)

(3) マネジャーが知っておくべき、人材マネジメントの重要な提供価値

　人材マネジメントが提供する価値を、組織（経営）・人（働く人）という視点と、短期的・長期的という目標を軸に示すと図表13-3のようになります。

　一般企業などでは成果主義傾向が強く、その反省から人の視点を重視するようになってきた一方で、病院の診療部門・薬剤部門・看護部門では、人の視点の中でも特に長期的目標が重視されており、むしろ経営（組織）の視点が不足していると考えられます。これらの部門では何を成果とし、どのような評価・処遇をするのかが明確でないことから、ただ専門職としての研修・キャリア開発が繰り返され、個人が身につけたキャリアを組織に還元・貢献する意識が欠如している事態も見受けられます。その意味で、医療分野では組織の視点での目標が、また同時に人の視点でも長期的目標だけではなく短期的目標を意識したシステム構築が必要だと考えます。これからの人材マネジメントには、図表13-3に挙げた大きく4つの価値をバランスよく提供することが求められています。

(4) 求められる人材像の明確化と育成プログラム

　経営戦略にもとづいて、人材マネジメント戦略を策定したら、戦略達成のために必要な人材像がある程度明確になるはずです。まずは、それを言葉にしてみましょう。例えば「常に率先して物事に向き合い実践する人」だった場合、何となくイメージはできるものの、具体的に何をすればよい

のかまで、全員の考えを一致させることは難しいでしょう。そこで、人材像を構成する要素を明確にする必要があります。

　求められる人材像は、「求められる職員像」、「求められるリーダー像」、「求められるマネジャー像」など、各組織の役職・組織構成に応じて作成します。そして、この「人材像」を全職員に示します。上司のあるべき姿を明確にすることは、部下にとって、次のステップへの指針になります。

　ここまでできたら、最後に育成プログラムの構築です。育成プログラムは、求める人材像を構成する要素がカバーされるように構築するのがベストでしょう。育成プログラムの教授方法は、集合研修、プリセプター制度、自己学習、Eラーニングなどさまざまな方法から状況に応じて選択するとよいでしょう。育児や介護にかかわっている人にも同様の教育機会を提供できるようにすることが重要な一方、それが職員の負担にならないように配慮することも求められます。

Column

「働きやすい職場づくり」という目標の落とし穴

　A病院の看護部門のB部署では、師長が病棟目標として「働きやすい職場づくり」を挙げました。看護師たちが疲弊しており、業務のやらされ感が強くなっていると感じた師長が、スタッフにやりがいを持って仕事をしてもらいたいと思い掲げた目標でした。目標は「看護師の働きやすさ」で、「看護師の職務満足度」、「残業時間数」、「有給消化率」で達成度を見ることにしました。また、師長は定期的にスタッフと面談を行い、親身に話を聞き、その都度対応しました。1年後、B部署の残業時間数は減り、有給取得率も上がりましたが、看護師の職務満足度は前年と同程度で、さらに患者からのクレームは増加し、病床稼働率も低下してしまいました。師長が目標としたのは「働きやすい職場づくり」なので、目標は達成したと自己評価しましたが……。

＊

　「看護師にとって働きやすい職場」が「看護師にとって都合のよい職場」

に取り違えられたケースです。本来は、働きやすい職場環境を整備することで、よりよいサービス提供ができ、顧客（患者、家族など）の満足度向上につながるはずですが、この関連性をきちんと説明しなかったため、このような結果になりました。

◆ポイント1　職場環境は満足度向上の要因にはならない

　医療専門職の労働市場は「需要＞供給」の状態で売り手市場です。したがって、専門職が職場を選ぶ意識が強いのが特徴であり、職場環境（給与や休暇を含む労働条件）は重要な判断材料になっています。しかし、それらの要素は不満を増強させることはあっても（衛生要因）、満足度を向上させる直接的な要因にはならないといわれています。満足度を高めるには、むしろ「承認」、「達成」、「責任」、「仕事そのもの」といった要素（動機づけ要因）が重要であるとされています（モチベーション理論）[9]。

◆ポイント2　リーダーは最終目標をきちんと説明したか

「働きやすい職場づくり」を目標に掲げるならば、師長は「患者にとってよりよいサービスを提供する」ことが最終目標であることをスタッフに十分伝わるよう説明することが必要不可欠です。「働きやすさ≠看護師にとって都合がよい」ということを強調する必要もあります。目標や戦略には、「意図が十分に伝わるような提示方法・表現方法・伝達方法」や、スタッフがそれを目指そうと心から思えるような「適切な言葉の選択」が必要なのです。

⑤ 次世代マネジャー育成のカギは経験とマネジャー

　リーダーシップ・スキルは、教室で学習できることはほとんどないといわれています。つまり、リーダーの育成の最も重要なカギは、経験だということです[15]。知識部分の多くは集合研修などで習得できますが、それを実践の場で効果的・効率的に使いこなすためには、実践での経験が何より必要とされます。経験の最も重要な意味は、「評価者・批判者としてではなく、当事者・実践者・責任者として」です。誰かの指示や判断の下で動く場合、それが失敗に終わると、「あのとき、こうすればよかったのに」とか「自分だったらこうした」といった感覚を持つことがありますが、自

分が当事者・責任者として判断したことが仮に失敗した場合には、自分の判断の結果として受け入れなくてはなりません。

　意思決定とは、先（将来・未来）をどうするかを決めることなので、100％の成功など絶対にありえませんが、それでもその状況の中で最善と考えられる方向性を決めることがリーダー、マネジャーの最も重要な仕事です。そしてその経験は、「逆境」と呼ばれるものであればあるほど、大きな成長につながるはずです。「腹の括り方」ともいえる意思決定やリーダーシップは、少々過酷な状況を経験することによってしか習得できないのかもしれません。

　緻密な計画や実行プロセス、管理体制が必要な一方で、大胆な改革や大きなビジョンを示すことも必要です。さらには、決断力と忍耐力も必要です。相反するような物の見方や考え方を、経験の中からどれだけ身につけられるかがとても重要なのです。

　「さまざまな経験を通して、生きた知恵とたくさんの物の見方や考え方を学ぶこと」そして、「現在、マネジャーである人が、次世代マネジャー候補である部下たちに、どれだけその仕事や役割を魅力的に見せられるか」が、次世代マネジャー育成のカギでしょう。

◆参考文献
1）古野庸一：次世代リーダー・経営幹部育成の進め方，p69〜81，労政時報別冊，2005年
2）新将命：経営の教科書，ダイヤモンド社，2009年
3）桐村晋次：人材育成の進め方（第3版），日本経済新聞出版社，2007年
4）深澤優子：未来・将来の最適化に向けた意思決定のヒント，看護，63（1），p48〜52，2011年
5）中島一：意思決定入門，日本経済新聞社出版社，2009年
6）清水勝彦：経営意思決定の原点，日経BP社，2008年
7）田坂広志：意思決定12の心得，p22，PHP研究所，2003年
8）深澤優子：意思決定の上手な師長になる方法，ナースマネジャー，14（2），p47〜51，2012年
9）髙木晴夫訳，スティーブン・P・ロビンス著：新版 組織行動のマネジメント，ダ

イヤモンド社，2011年
10) 小野善生：リーダーシップ，ファーストプレス，2007年
11) 山本成二，山本あづさ訳，P・ハーシィ，K・H・ブランチャード，D・E・ジョンソン著：入門から応用へ　行動科学の展開―人的資源の活用，生産性出版，2000年
12) 黒田由貴子訳，ジョン・P・コッター著：リーダーシップ論，ダイヤモンド社，2009年
13) 守島基博：人材マネジメント入門，日本経済新聞社，2007年
14) 深澤優子：意思決定が上手な師長になる―知識と情報の上手な活用，ナースマネジャー，14（3），p67〜71，2012年
15) 金井壽宏訳，モーガン・マッコール著：ハイ・フライヤー　次世代リーダーの育成法，プレジデント社，2012年

ミドルマネジャーの育成

赤瀬 朋秀（日本経済大学大学院教授）

1 立場や職位によって、必要なスキルは変化する

　組織力を向上させるためには、トップのリーダーシップのみでは不十分です。組織力強化の要になるのは、実はナンバー2や次席であり、それを支える中間管理職が育成されて初めて、強い組織ができあがります。

　ここでは、BSC活用（118ページ〜参照）を事例に、マネジメントが上手にできる組織の特徴を紹介しましょう。

　まず、BSC作成に参加しているチームの構成に着目すると、ナンバー2（薬剤部副部長や次長など）およびそのフォロワーとなる係長または主任クラス（いわゆる中間管理職）、そして能力のある20代後半くらいの若手で構成されているチームが作成したBSCは、経験上、完成度が高いものが多いことがわかっています。このようなチームは、BSCの作成だけでなく、利活用も実践できる確率が高いのです。

　部門の方向性を左右するツール作成に部下を参加させることにより、参加した部下に責任感や事業計画の推進力が生まれます。そもそもBSCとは、戦略を末端の職員にまで落とし込み、行動に変えるコミュニケーションツールでもあります。戦略マップやスコアカードを作成する際にも部下を巻き込むことが重要です。それが事業の推進力を高め、部下育成に対する責任感の醸成にもつながるからです。

　入職直後から管理職に至るまで、必要となるスキルは職位に応じて変化します（図表14-1）。例えば、ヒューマンスキルは若手から経営者層まで必要ですが、その意図は職位によって異なります。すなわち、若手社員に必要なヒューマンスキルは、一般常識や教養、ビジネスマナーなどであるのに対して、経営者層になると外部とのネットワークや"格"のようなものまで広範のスキルが必要になります。

　一方、テクニカルスキルとマネジメントスキルは、ある職位を境に、そ

図表14-1 ● 職位による必要スキルの変化

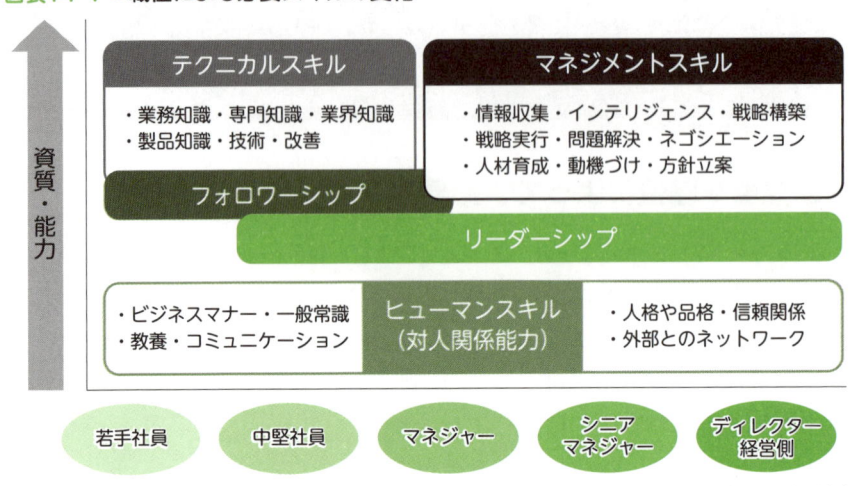

```
資質・能力 ↑

   ┌─────────────────────┬──────────────────────────┐
   │ テクニカルスキル     │ マネジメントスキル        │
   │・業務知識・専門知識・ │・情報収集・インテリジェンス│
   │  業界知識            │ ・戦略構築                │
   │・製品知識・技術・改善 │・戦略実行・問題解決・     │
   │                     │  ネゴシエーション          │
   │                     │・人材育成・動機づけ・方針立案│
   └─────────────────────┴──────────────────────────┘
        ┌──────────────────┐
        │ フォロワーシップ  │
        └──────────────────┘
              ┌──────────────────────────────────┐
              │         リーダーシップ             │
              └──────────────────────────────────┘
   ┌──────────────────┬────────────────┬──────────────────┐
   │・ビジネスマナー・  │ ヒューマンスキル│・人格や品格・信頼関係│
   │  一般常識         │ （対人関係能力）│・外部とのネットワーク│
   │・教養・コミュニ    │                │                  │
   │  ケーション       │                │                  │
   └──────────────────┴────────────────┴──────────────────┘

  若手社員  中堅社員  マネジャー  シニアマネジャー  ディレクター経営側
```

（出展：プライムソリューションズ株式会社ホームページより一部改編）

の重要性や必要度は逆転します。医療機関の場合、経営陣になってもテクニカルスキルが必要な場合も多いかもしれませんが、職位が上がれば上がるほどマネジメントスキルが求められるので、ある程度の職位に到達したところで、マネジメントスキルの重要性を自覚する必要があるでしょう。

❷ リーダーシップとフォロワーシップ

　リーダーシップは、中間管理職にも必要です。すべての業務に対して、部門長が指揮をとらなければ動かない組織は好ましくないからです。組織の規模にもよるので一概にはいえませんが、中間管理職がリーダーシップをとった方が、オペレーションがスムーズに推進されることも少なくありません。

　フォロワーシップも幅広い職位に必要なスキルです。薬剤部門長には病院長に対するフォロワーシップが必要であり、組織のナンバー２（副部長や次長クラス）には薬剤部門長に対する、主任クラスには管理職に対する、一般職員には主任に対するフォロワーシップが必要です。フォロワーシップは、リーダーシップとセットにして考えるべき重要なスキルです。

Column

ミドルマネジャー育成の研究会事例

　フォロワーシップはリーダーシップと並んで重要ですが、フォロワーシップに関するトレーニングや講習会は少なく、ほかのスキルと比較すると軽視されがちです。そこで、神奈川県病院薬剤師会では「神奈川ミドルファーマシーマネジメント研究会」を立ち上げ、所属組織を超えて、30代半ばの主任～中間管理職の育成を行っています。

　具体的には、マネジメントへの関心を高めるため、倫理観や品格に関する教育、製薬産業の業界構造、経営戦略論の基礎知識などの教育を行います。つまり、テクニカルスキルを一切排除して、視野を広く持ってもらうための基礎教育を実践しているのです。今後は、ビジネススクールで使用されている教材を活用して、思考プロセスを育成するトレーニングに移行する予定です。

　薬剤部門におけるミドルマネジャーの育成やフォロワーシップ教育はほとんど前例がないので、どの程度の成果が出るのかまだまだ試行錯誤の段階ですが、ミドルマネジャーの育成によって、強い組織づくりにつなげていきたいと考えています。

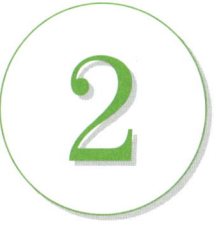

② コミュニケーション力向上のポイント

他職種・管理職・院長と交渉を行う際のポイント
　　事例：東住吉森本病院

製薬会社・MRの活用法

他職種・管理職・院長と交渉を行う際のポイント
事例：東住吉森本病院

渡邉 幸子（東住吉森本病院医療安全管理部部長）

1 薬剤師の業務は外部からは見えづらい

　病院という組織の中で薬剤師が質の高い業務を展開するには、医師や看護師をはじめとした他職種はもちろんのこと、管理職や院長の理解を得ることが必要になります。薬剤師の業務は他職種からはわかりにくいという特徴があることから、業務の可視化、効果の数値化、日常のコミュニケーションの強化など、さまざまな工夫が求められます。

　本節では、東住吉森本病院で実際に行われてきた他職種・管理職・院長との交渉のポイントを「医療の質向上」、「医療安全の確保」、「医療従事者（他職種）の負担軽減」、「経済的効果」の4つの視点から紹介します。

2 他職種との交渉のポイント

　薬剤師が病棟業務を行う際に、最もかかわりの深い職種は医師と看護師です。まずは医師との交渉のポイントを述べていきます。

(1) 医師との交渉

　医師は診断にもとづき、薬を処方します。患者に投薬された薬について効果や副作用を評価し、その結果を次回処方にフィードバックします。こ

●事例病院DATA

医療法人橘会 東住吉森本病院

　住　所：大阪府大阪市東住吉区鷹合3-2-66
　病床数：329床（一般300床、緩和ケア14床、特定集中治療室8床、救急7床）
　診療科目：一般内科、外科、消化器内科、消化器外科、循環器内科、心臓血管外科、
　　　　　　整形外科、リウマチ科、形成外科、脳神経外科、神経内科、呼吸器内科、
　　　　　　糖尿病内科、救急科、放射線診断科
　薬剤師：20名

れら一連の流れがすべて適正に行われていれば何の問題もありませんが、医療事故が社会問題化した1999（平成11）年以降、高濃度カリウム製剤や抗がん剤の処方ミス、持参薬による死亡事故などが報道されるようになりました。薬物治療が高度化し、剤形の選択、用法・用量の計算が複雑になり、医師の負担が増大したことに加え、医療事故報道の過熱化、患者側の意識の変化も手伝って、医療訴訟は増加傾向にありました（図表15-1）。医療事故、医療訴訟を避けるために医療そのものが委縮してしまうという悪影響をもたらし、いわゆる"医療崩壊"の危機が叫ばれるようになりました。そのような背景の中、医療の質を下げることなく勤務医の負担を軽減し、医療安全を確保するために必要とされたのが「チーム医療の推進」だったわけです。

　薬剤師はその専門性を活かし、処方提案により医師をサポートすることができるだけでなく、処方監査により薬学的見地から処方の妥当性を見極めたり、モニタリングにより副作用を早期発見することで、医薬品の安全確保に貢献することができます。医師にとって薬の専門家である薬剤師は、

図表15-1 ● 医事関係訴訟事件の新受任件数

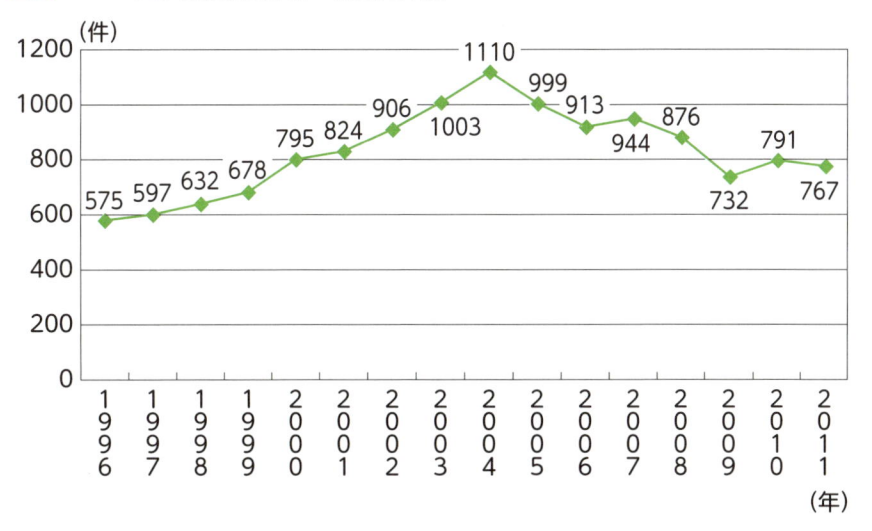

年	件数
1996	575
1997	597
1998	632
1999	678
2000	795
2001	824
2002	906
2003	1003
2004	1110
2005	999
2006	913
2007	944
2008	876
2009	732
2010	791
2011	767

（出典：最高裁判所ホームページ、医事関係訴訟事件の処理状況及び平均審理期間をもとに作成）

医療の質、安全確保、負担軽減のいずれにも欠かせない存在であるはずです。医師からの評価を得るためには、薬剤師が現場（病棟）に出向いて医師と協働で診療を行い、実績を示すのが最も早くて確実な方法です。それを実現し、医師にとって薬剤師があたり前の存在であるという意識を根づかせるためには、仕掛けとしくみが必要です。

　東住吉森本病院では、1年目の研修医を対象に、医療安全研修を行っています（毎年4月）。薬剤師業務や医薬品安全管理活動についての説明を行った後、調剤室や医薬品情報管理室（DI室）を見学します。できるだけ早い段階で薬剤師の業務や役割を知ってもらうことで、医師とも自然に良好なコミュニケーションがとれるようになります。

(2)看護師との交渉

　看護師の業務は「療養上の世話」と「診療の補助」の2つに大別されます。「療養上の世話」とは、患者の症状等の観察、環境整備、食事の世話、清拭および排泄の介助、生活指導などであり、看護師の主体的な判断と技術をもって行う、看護師の本来的な業務を指します。一方、「診療の補助」とは、身体的侵襲[*1]の軽い医療行為の一部を補助するもので、比較的単純なものから、採血、静脈注射、点滴、医療機器の操作、処置など多岐にわたります。看護師としては、自らの主体的な判断と技術をもって行う「療養上の世話」に多くの時間を費やしたいところですが、実際は業務の大半を「診療の補助」にあてているのが現状です。「診療の補助」の中でも特に医薬品関連業務（点滴、注射、配薬など）の割合が大きくなっています。

　入院患者の看護をする以上、静脈注射、点滴、内服薬の与薬などは看護師にとって欠かせない業務です。看護師は「医薬品＝危険」という認識が高く、看護師がかかわる医薬品事故も多数報告されていることから、精神的にも大きな負担となっていると考えられます。さらに、ほかの医療機関から持ち込まれた持参薬の鑑別や薬の説明、効果の評価や副作用発現のための観察、ハイリスク薬の取り扱い、救急カートや病棟配置薬の管理まで

---

*1　身体的侵襲：身体を傷つけること全般。病気やケガだけでなく、医療処置や手術も該当する。

行うとなると、さらに負担は増大します。

　東住吉森本病院では病棟での医薬品管理全般、入院患者の持参薬管理、薬の詳細な説明といった業務を専任の病棟薬剤師が担っています。看護師がかかわる与薬や注射・点滴業務にも、可能な限り薬剤師がかかわるようにしています。病棟における医薬品の安全管理に薬剤師がかかわることは、看護師にとって大きな安心につながります。不安や疑問が生じた場合、病棟薬剤師にすぐ質問や相談ができるからです。

　看護師の理解を得るために大切なことは、看護部長、看護副部長、師長といった看護部の管理職と日常的にコミュニケーションをとっておくことです。管理職との日常的なコミュニケーションがなくては、外部から見えにくい薬剤師の役割、業務を理解してもらうのは到底無理なのです。入院患者に対する看護師と薬剤師の業務は重なる部分が多く、役割を分担する際の線引きも難しいため、「薬に関することはすべて薬剤師がすべき」という判断を招きかねません。適正な役割分担を行うには、それぞれの職性を理解した上で、お互いに納得することが肝心なのです。

　東住吉森本病院では、病棟薬剤師の活動方針を次のように設定しています。

> ◆病棟薬剤師の活動方針◆
> 　原則として、病棟における与薬業務や注射のミキシング等の直接的な作業を行うのではなく、多職種による安全な投薬プロセスを確立するための専門的助言、管理、チェックなどを日常的に実施する。

❸ 管理職との交渉のポイント

　管理職との交渉は、機器やシステムなどを新規導入するときや、増員や待遇改善など人事に関する要望を発案する際に必要になります。

⑴ 機器やシステムなどを新規導入する場合

　現状で看護師が担っている業務において、薬剤師が介入することにより看護師の負担が減り、質も向上することはたくさんありますが、その半面、

薬剤師の負担が増大するようであれば、それは単なる業務移管にすぎません。それを避けるためには、ITや機器を活用し業務を効率化することが必要になることもあります。

例えば、アンプルピッカー（注射薬自動払い出し装置）、自動分包機、注射薬ラベル発行機、薬袋印刷機など業務効率を高める機器やシステムの新規導入などの稟議書を発案する際には、看護師の負担軽減につながることを明記するようにします。これにより、看護部の賛同が得られやすくなります。費用対効果を考えるときに、看護師の負担軽減、質の向上、患者満足度の向上が見込まれるものであれば、管理職の理解を得ることができ新規購入が許可されやすくなるでしょう。

東住吉森本病院では、薬剤科が発案した稟議書に看護部の要望も付記するようにしました。病院が新築移転する際に新規購入した機器や備品は、ほとんど看護部と協同で購入したものです。薬剤師が助言し看護師が稟議書を起案したケースもあります。

(2) 人事に関する要望を起こす場合

薬剤師が病棟業務を行う際、人員の確保は欠かせません。しかし現実は多くの病院が人員不足に悩み、質向上のための業務拡大が実現できずにいます。東住吉森本病院が薬剤師増員に向けて行ってきたアプローチは、次のようなものです。

・若手薬剤師を病棟専任へ（人員の捻出）
・試験的人員導入による効果の実証
・段階的導入による人員増員計画
・経済的効果の提示（数値化、シミュレーション）
・インシデント・アクシデント報告の活用
・他職種からの要望を活用（負担軽減、アンケート）
・外圧の利用（日本医療機能評価機構の項目など）

人員確保の方法というとまず増員が浮かびますが、単に増員するだけでなく、若手薬剤師を病棟専任にして人員を捻出するという方法もあります。病棟薬剤師は調剤室で業務をするのと違って、自らが主体となって判断し

行動しなければなりません。他職種からの相談や質問に日常的に応じるには薬剤師としての知識と経験が必要になるため、一般的には、3〜5年以上の経験者を病棟薬剤師にします。しかし東住吉森本病院では、1年程度調剤室で基礎を学んだ薬剤師は、なるべく早い段階で病棟専任にするようにしています。中堅薬剤師を教育係にした2病棟3名体制を基本とし、若手がいつでも相談できるフォロー体制を敷いています。病棟薬剤師になると、日常的に他職種や患者と接することで多くのことを学びます。実践教育によって、薬剤師としての経験も知識も向上するのです。

次に人員増員に向けたアプローチとして、試験的導入による効果の実証と段階的導入による人員増員計画について解説します。これは簡単にいうと、薬剤部門の人員を増やすことでどれだけ診療報酬等による利益が上がるかを、試験的・段階的な増員により実証し、本格的な増員につなげる取り組みです。

診療報酬上評価されている薬剤師の業務は、薬剤管理指導業務と病棟薬剤業務実施加算です。病棟薬剤業務実施加算は2012（平成24）年4月に新設されたものなので、まだあまり浸透していないようですが、点数が決まっているので、届出を行ったと仮定してシミュレーションすれば数値化することができます。

試験的に人員を導入するのも効果的です。なぜなら、実際に診療報酬上の評価は得られなくても、実績評価は必ず得られるからです。試験的にでも薬剤師が病棟業務を行うことにより、医師や看護師からの評価は得られるはずです（医師や看護師にアンケートをとれば、それが立証されるでしょう）。病棟薬剤師業務を実施する場合、一度に全病棟で行おうとすると、薬剤師の負担が増大して逆効果です。病棟薬剤業務実施加算の算定は全病棟での実施が条件になっていますが、無理をせず、試験的、段階的に導入していくことをお勧めします。

東住吉森本病院でも、薬剤師の病棟常駐体制を一度に達成できたわけではなく、図表15-2に示す通り段階的に行いました。実績を出しながら、段階的に人材確保、人材育成を行ってきたわけです。

図表15-2 ● 東住吉森本病院の病棟業務と常勤薬剤師数の変遷

年	背景	病棟業務の変遷	常勤薬剤師数
1990		薬剤管理指導業務（整形外科）	10名
1991		薬剤管理指導業務（眼科）	11名
1992		薬剤管理指導業務（外科）	12名
1993	医薬分業開始	薬剤管理指導業務準備（内科・脳神経外科）	13名
1994	オーダリングシステム導入	全病棟での薬剤管理指導料算定	
1995		1病棟1名の病棟常駐体制を開始	14名
2004	病院移転		
2005		2病棟3名の病棟常駐体制を開始	17名
2009		集中治療室（ICU）の常駐体制を開始	19名
2012		病棟薬剤業務実施加算を取得	20名

❹ 院長との交渉のポイント

　東住吉森本病院の前院長は、「質と安全には金がかかる」とよくいっていました。医療安全を確保し、医療の質を向上させるにはある程度の投資が必要だということを、トップが理解してくれていたのです。そうはいっても、費用対効果はしっかりと見なければなりません。病院とはいえ収益が得られないと運営は成り立たないし、質の高い医療を提供することもできないからです。

　病院の特徴に応じて必要な部分に投資するというのが現院長の考え方です。東住吉森本病院は急性期病院であるため、高度な手術、検査・処置、薬物治療が行われます。特に薬は抗がん剤やハイリスク薬の使用が多く、安全管理は欠かせません。そこで薬剤師の役割が重要になります。

　すべての病院の院長が、薬剤師の業務を深く理解しているとは限りませ

ん。院長の理解を得るためには、そのための努力、アピールが必要です。院長との交渉では、前述した医師、看護師、管理職への交渉のポイントを、すべて用いる必要があります。

　2005（平成17）年、東住吉森本病院では病棟業務を拡大する際に薬剤師３名を増員しましたが、そこには当時の看護部長の力添えがありました。薬剤師を病棟に配置することにより、医療の質が向上し安全管理も徹底でき、さらに看護師の負担軽減にもつながるということを看護部の意見として院長に進言してくれたのです。薬剤師が自身でアピールすることも大切ですが、看護部からの助言は何より大きな力となります。

　また、院長に薬剤師の存在をアピールする資料として、院内のヒヤリ・ハット報告を積極的に活用しました。薬剤師が提出するヒヤリ・ハット報告には、自身が当事者になっている事例はもちろんですが、他職種のミスを事前に防いだ発見者としての事例もあります。特に薬剤師の場合、処方箋の疑問や不明点を処方医に問い合わせる疑義照会の中で、処方ミスを発見することがあります。薬品名、用法、用量の間違いがあっても薬剤師の疑義照会により発見されれば、投薬前に修正され、最終的な事故になることはありません。この薬剤師の役割が安全管理には欠かせないのです。そこで、東住吉森本病院では、薬剤師がいかに事故を未然に防いでいるかを数値化する貴重な資料として、軽微な事例でも積極的に報告するようにしました。事故防止委員会や医療安全研修などの機会を利用して、薬剤師が未然に事故を防いだ成功事例を発表する機会をつくり、院長だけでなく院内全体からの評価を得ることができました。

❺ 相互理解でよりよい医療を提供する

　医療の質向上、医療安全の確保、医療従事者（他職種）の負担軽減、経済的効果を可能な限り可視化し、現場で実績を示し、またコミュニケーション力により他職種からの理解をさらに深めることが、交渉のポイントになります。しかし、ただ主張するだけではうまくいきません。自分たちの業務を理解してもらうためには、まず相手のことを理解する姿勢を持つことです。相互理解があって初めてチーム医療や他職種連携ができるのです。

チーム医療とは、「医療に従事する多種多様な医療スタッフが、各々の高い専門性を前提に、目的と情報を共有し、業務を分担しつつも互いに連携・補完し合い、患者の状況に的確に対応した医療を提供すること」です。
　より安全で質の高い医療を提供するためには、薬剤師がチーム医療の一員としてその能力や職責を最大限活かせるような組織づくりが大切です。

製薬会社・MRの活用方法
岡本 敬久（ファーマシーマネジメント研究所研究員）

① 医療マネジメントに必要な医薬品情報とは？

(1) 製薬会社・MRとどうかかわっていくべきか

　近年、医薬品の開発・販売動向には大きな変化が見られるようになっています。従来の組織・細胞レベルをターゲットとした薬剤や、分子標的治療薬に見られるようなよりミクロなレベルに作用する薬剤が市場を賑わす状況となりつつあります。対象疾患も対象人口の多い生活習慣病のみならず、希少疾患を適応とする薬剤が続々と承認され、薬物治療の対象や選択肢が大きく広がりつつあるのと同時に、薬物療法そのものがより複雑化・高度化しつつあります。また、医療機関に対する製薬会社のアプローチも、テクノロジーの進歩や種々の規制を受ける中で大きく変貌しています。

　本節では、医薬品の持つ本質的な側面である「情報」を薬剤師が扱う際に、医薬品における有効性・安全性のみならず、薬剤のマネジメントの側面から、製薬会社ならびにMRをどう活用すべきかについて解説します。

(2) 薬剤をどうマネジメントしていくか

　かつて、わが国において医薬品は、薬価差益により薬剤を使用すればするほど利益をもたらす「打ち出の小槌」でした。しかし、近年の諸制度の改変（薬価・流通ならびにDPCほか）により、コストとして捉えられるようになってきています。特に急性期病院における定額制度（DPC）下では、薬剤費をいかに圧縮するかが利益に直結するため、後発品を積極的に使用することで利益を確保する病院が増える傾向にあります。実際これにより、急性期医療における薬剤費が減少したという報告もあります[1)2)]。また、保管スペースや在庫などを含めて、適正な管理がなされないとすぐ病医院経営に悪影響を与えることから、薬剤の採用や発注、院内流通などに対して細心の注意を払う必要があります。これらは薬剤部門業務におい

て重要な位置づけにあることは周知の通りです[3) 4)]。

以上は、薬剤の持つ「モノ」としての側面をうまく扱うことで、病医院経営に対して好影響をもたらそうという考え方です。その一方で、薬剤で患者を的確に治療する「武器」としての側面に着目して、これをマネジメントしていくことが大切になっています。すなわち、実際の診療において経営上必要なアウトカムを意識することが重要であり、これに薬剤をうまく活用していくという考え方です。入院・外来で異なりますが、次のような点を意識し、必要かつ最小限の薬剤使用で目標とするアウトカムを得ることを目指します。

・入院：<u>在院日数</u>、ADL（日常生活動作）修復状況、イベント発生状況（出血・感染・疼痛など）……
・外来：<u>適正な再受診率</u>、<u>受診間隔</u>、<u>治療期間</u>、服薬遵守率、患者満足度……

当然、これらは患者側の利益に合致したものとなりますが、下線項目は特に、医療経営を管理する上での主要な指標として非常に重要であり、診療密度、すなわち利益に直結する部分です。また、そのほかの項目はこれら主要エンドポイントに影響を与える従属項目とも考えられますが、薬剤使用によって治療結果にどのような影響を与えているのかを常に把握することが大切です[5)]。

例えば院内での感染発生率がどの程度なのか、起因菌の種類や使用された抗菌薬の種類・量と併せてモニタリングしていくことで、抗菌薬の使用による感染率の変化を把握できます。もし、特定薬剤の偏った使用が耐性菌の発生を引き起こしているのであれば、これを補正する提言を行う必要があります[6)]。

薬剤師の介入が医療経営に影響を与えた例として、近年、海外でも報告が増えつつあります[7) 8) 9) 10)]。インドのLucca JMらは、所属病院のICUにおける薬物療法に関して、7か月にわたり90％の入院患者に対して薬剤師による処方介入を行いました。適切な介入の結果、総額で77,260 Ｒｓ（インドルピー）が節約できたとしています[11)]。わが国でもこの領域における報告が見られるようになってきており、鹿村らは複数の保険薬局を対象にした調査から、薬

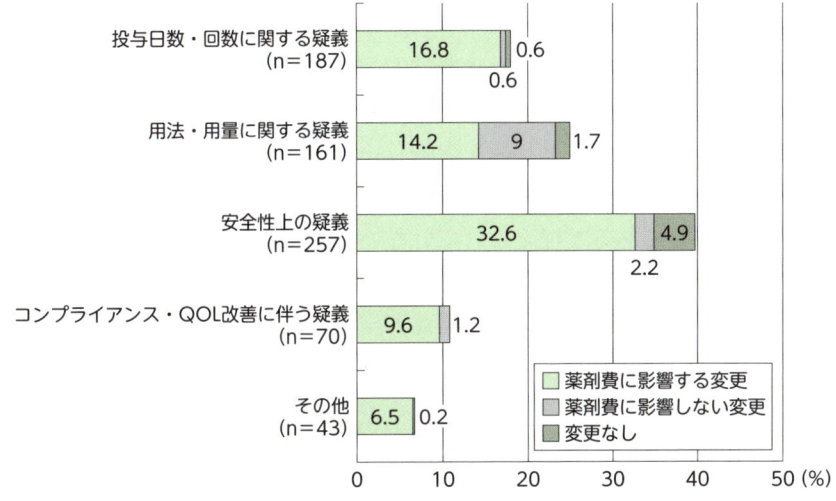

図表16-1 ● 薬学的疑義照会の内訳（648件）

項目	薬剤費に影響する変更	薬剤費に影響しない変更	変更なし
投与日数・回数に関する疑義（n=187）	16.8	0.6	0.6
用法・用量に関する疑義（n=161）	14.2	9	1.7
安全性上の疑義（n=257）	32.6	4.9	2.2
コンプライアンス・QOL改善に伴う疑義（n=70）	9.6		1.2
その他（n=43）	6.5		0.2

（出典：鹿村恵明ほか「YAKUGAKU ZASSHI」132（6）、753-761、2012年）

　剤師による処方箋の疑義照会は、患者に適切な薬物療法を提供するだけでなく、医療経済的な面からも有用である旨を報告しています[12]（図表16-1）。

　薬剤師が製薬会社およびその担当者であるMRと協同して業務価値を上げていくためには、「薬剤をいかにマネジメントするか」が重要なポイントとなることを認識する必要があります。

❷ 製薬会社・MRを巡る環境変化と、変貌する医薬品情報の提供手段

　近年の医薬品開発・販売の変化を反映して、医療従事者に提供されるべき薬剤情報の量・種類も飛躍的に増えています。個別医療の流れも、遺伝子技術の発展とともに着実に進展しており、特に抗がん剤や希少疾患領域等でこの傾向が強まってきているのは周知の事実です。また、ドラッグラグの解消が進みつつある中、日本で先行して発売される外資製薬会社の医薬品も増え、タイムリーかつ効率的な情報提供体制が製薬会社に求められます。

　これに伴いMRの数も増加の一途（63,875人、2012〔平成24〕年3月時点）[13]

をたどっていますが、製薬会社同士の競合が激化していく中、「セールスパーソン」としての責務を負うMRが伝達する情報には偏りが生じがちです（競合品との差別化のアピールだけで、本来伝えるべき製品情報が伝えられない、など）。また、医薬品の情報提供に関しては、各種法規ならびにプロモーションコード上、数々の厳しい制約が設けられていることもあって、製薬会社側から提供される医薬品関連情報は、医療従事者側にとってすべてが有益であると捉えられていない状況があります[14] (図表16-2)。

このような課題を克服する手段の1つとして活用されているのがインターネットで、多忙な医療従事者との双方向コミュニケーションツールにもなっています。活用例としては、薬剤に対する種々の問い合わせを自社サイトを介して集約し回答を提供したり、患者指導用のコンテンツの掲載、専門医などによるウェブ講演会などが挙げられます[15) 16)]。

オンライン（インターネット）とオフライン（MR）の情報提供方法の使い分けにより、製薬会社側の情報伝達手段はますます進化していくもの

図表16-2 ● 医師がMRに求める情報

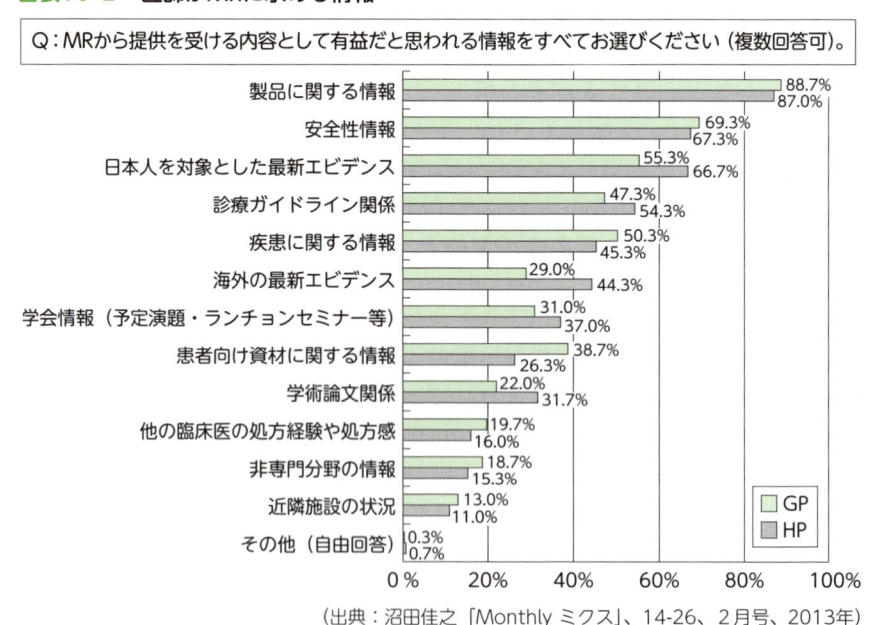

Q：MRから提供を受ける内容として有益だと思われる情報をすべてお選びください（複数回答可）。

項目	GP	HP
製品に関する情報	88.7%	87.0%
安全性情報	69.3%	67.3%
日本人を対象とした最新エビデンス	55.3%	66.7%
診療ガイドライン関係	47.3%	54.3%
疾患に関する情報	50.3%	45.3%
海外の最新エビデンス	29.0%	44.3%
学会情報（予定演題・ランチョンセミナー等）	31.0%	37.0%
患者向け資材に関する情報	38.7%	26.3%
学術論文関係	22.0%	31.7%
他の臨床医の処方経験や処方感	19.7%	16.0%
非専門分野の情報	18.7%	15.3%
近隣施設の状況	13.0%	11.0%
その他（自由回答）	0.3%	0.7%

（出典：沼田佳之「Monthly ミクス」、14-26、2月号、2013年）

と考えられます[17]。ただし、その内容が肝心です。薬剤の有効性・安全性のみならず、医療マネジメントを行う上で意味のある薬剤情報がうまく集約され提供されることが、今後の薬剤の選択や使用に大きな意味を持つようになることを、薬剤師も製薬会社（MR）も十分認識しておく必要があるでしょう。

❸ 製薬会社・MRとのパートナーシップを高める

　医薬品情報の提供には、公正かつ公平な情報提供を担保するために、一定のルール（薬事法、医薬品等適正広告基準、日本製薬工業協会医薬品プロモーションコードなど）が設けられています。マネジメント上で活用が期待される薬剤情報についても、入手が難しいものがあります。

　図表16-3に記載した項目例は臨床現場でのニーズが高いと考えられますが、プロモーションコード等で基準が設けられています[18]。この基準は、臨床現場での活用を阻害することが目的ではない点を理解する必要があります。また、これ以外にも、企業ごとに社内規定を設けている場合があり、実際の情報提供に関しては企業間で差が見られます。このような制約を受けていることを認識した上で、情報提供の必要性を製薬会社・MR側に改めて理解してもらい、医療者側からも積極的に情報提供のリクエストを出す必要があります[19]。

　現状では、「情報を出したくても出せない」製薬会社と、「情報の出し渋りをしているのでは？」と考える医療者側で、それぞれフラストレーションが増大する傾向があります。これを解決する手段としては、やはり製薬会社およびその担当者とのコミュニケーションが重要です。まずは、次の項目を実施していくことから始めましょう。

①マネジメント上、参考になる薬剤情報提供の必要性を製薬会社と医療者の双方が認識し、ほしい情報を明確にリクエストする

　医療経営の観点から参考にできる薬剤情報は、通常添付文書やインタビューフォームには記載されていないものも多く、限られた紙面では詳細説明が難しいものもあります。また、パンフレットなどに記載される臨床試験成績結果は、統計処理された全体を表すデータ（平均値や偏差値など）

図表16-3 ● 製薬会社による情報提供ルール例

項目例	情報提供（記載）の基準（抜粋）
他剤との比較	十分な客観性のあるデータにもとづき記載し、統計解析手法・結果は正確に示すこと。試験結果の事実のみを淡々と述べることは許容されるが、他社・他社品を中傷・誹謗する表現・記載はしないこと。背景の異なる複数の臨床試験成績を比較することは好ましくない。
一例報告 （特殊症例における使用、副作用レポート等）	下記を対象とし、その必要性が認められる場合に症例紹介を作成できるが、著効例を強調したものとならないように十分注意する。 ・副作用や「使用上の注意」を具体的に紹介するために必要な症例 ・特殊疾患への使用を紹介する症例（オーファンドラッグ等） ・画像診断で紹介する必要がある症例（造影剤等） ・病態が特殊で経過が多岐にわたる疾患であり、集計データでは参考になりにくい症例（抗精神病薬・抗がん剤等）
適応外使用	情報提供・資材作成は原則禁止。ただし医師等の求めに応じて、研究発表論文の別刷等、すでに評価を受けた学術論文を提供することはこの限りではない。

（出典：日本製薬工業協会「医療用医薬品プロモーションコード」より抜粋）

が多いようですが、医療をマネジメントする上で重要なのは、同様の治療介入を行っても標準的な経緯をたどらない、いわゆるバリアンスと呼ばれるケースです[20)21)]（**図表16-4**）。このような情報は、安全性に関係する情報としても製薬会社に提供を求めるべきと考えますし、事前にこのような関連情報を仕入れておくことで治療結果の予測が立てやすくなります。医療チームとしての計画的な診療の実施とコストの軽減を図る点からも重要です。

　この代表的なものとして、製薬会社側から提供される「使用上の注意に

図表16-4 ● 薬剤による効果の経時的推移（模式図）

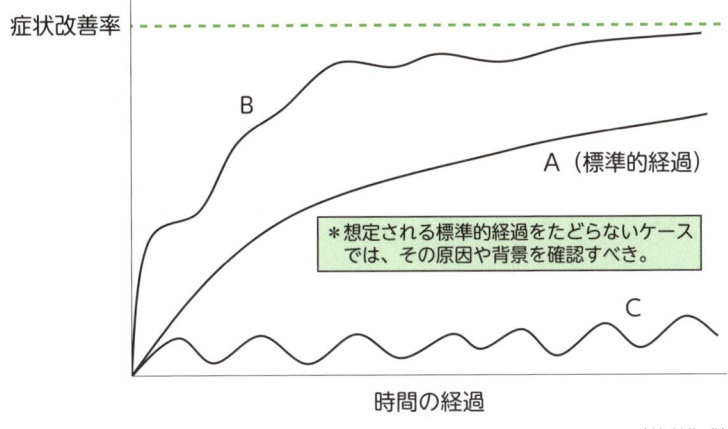

症状改善率

B

A（標準的経過）

＊想定される標準的経過をたどらないケースでは、その原因や背景を確認すべき。

C

時間の経過

（著者作成）

関する解説」があり、ここには背景や理由、事例別の経緯、副作用発現の予知方法が詳細に書かれる場合もあります。製薬会社にはこのような情報の提供や解説を求め、医師や患者に対して情報提供を行う際に活用すれば、薬剤に対する体系的な理解を深める一助となるはずです。ただし、一部の症例がすべてのケースにあてはまるわけではないため、あくまで全体とのバランスの中で捉える必要があります。

　特に症例報告として紹介される情報は、臨床試験（開発時を含む）やPMS（Post Marketing Surveillance：市販後調査）など何らかの項目を抽出するためにデザインされたものではなく、発生件数や頻度を想定できるものではないことを念頭に置いておく必要があります。得られた情報を体系化して「当該薬剤がどのように治療に貢献するのか？（標準的な治療経過とバリアンス、得られるアウトカム）」をMRと共有することが、お互いの存在を活かす最も重要なポイントとなるのです[22)][23)][24)]。

②製薬会社が実施する医師や他職種対象の説明会に、薬剤師が同席する。あるいは補足説明を行う

　MRは、基本となる薬剤のプロファイルを製品説明会で紹介するよう、企業内でトレーニングを受けています。ただし、そのほとんどは薬剤の有効性・安全性、あるいは使用のベネフィットを一方的に伝えることに力点

を置いたものとなっています。「実臨床で実際にその薬剤をどう扱うか？どういう観点で薬剤を評価すべきか？」という点については、MRからの情報提供だけでは弱くならざるをえないところがあります。

MRが行う医師対象（あるいは他職種対象）製品説明会に薬剤師が参画することで、上記の視点を加えた説明会（薬剤師が薬剤部門の立場からコメントする、場合によっては説明そのものを行う）が実施できれば、医師側は製品に対する体系的な理解を深めることができ、製薬会社側も製品説明に厚みを加えることができるという点で、お互いにメリットがあるといえるでしょう。もちろん、薬剤師にとっても薬物療法における院内での存在感を醸成できる点で大きなメリットがあります。医師の薬物療法に対する考え方を把握しながら、「薬剤をいかに位置づけ、情報という武器を製薬会社・MRと協力して活用していくか」を検討することは、今後の製薬会社・MRとの関係のあり方を考える上で重要な視点になってくるでしょう。

実施にあたっては、説明会を企画する担当MRと、事前に十分なコミュニケーションをとる必要があります。MRは、説明会を通して最新情報や新たな試験結果等を医師に紹介する機会が多いので、2012（平成24）年度の診療報酬改定で設けられた病棟薬剤業務実施加算を追い風にしながら、医師との意見交換の場としても活用することを強くお勧めします。

③データの創出・共有・検証

前述の①②とも関連する話になりますが、製薬会社と共有された情報を「臨床で実証・検証する」仕事は、薬剤師業務の中で今後ますます大きなウエイトを占めていくものと考えられます。現状では医師がデータをまとめて発表するケースが多いですが、薬剤部門では、マネジメント上重要な項目を薬剤使用量やコストと併せてデータ化していくことが重要です。すなわち、「インプット（薬剤使用）がアウトプット（マネジメント上の指標）にどのように影響を与えているか」を常に見える化しておくことで、薬剤の選択や使用方法の根拠を明確にすることができ、これが医師の「治療の見通し」と併せて「患者へ治療法を説明する際の重要な根拠」ともなるわけです[25)26)27)]（図表16-5）。

そのためには、製薬会社側から提供された種々の情報を医師とも共有し

図表16-5 ● 医師や薬剤師からもっと聞きたいことは？

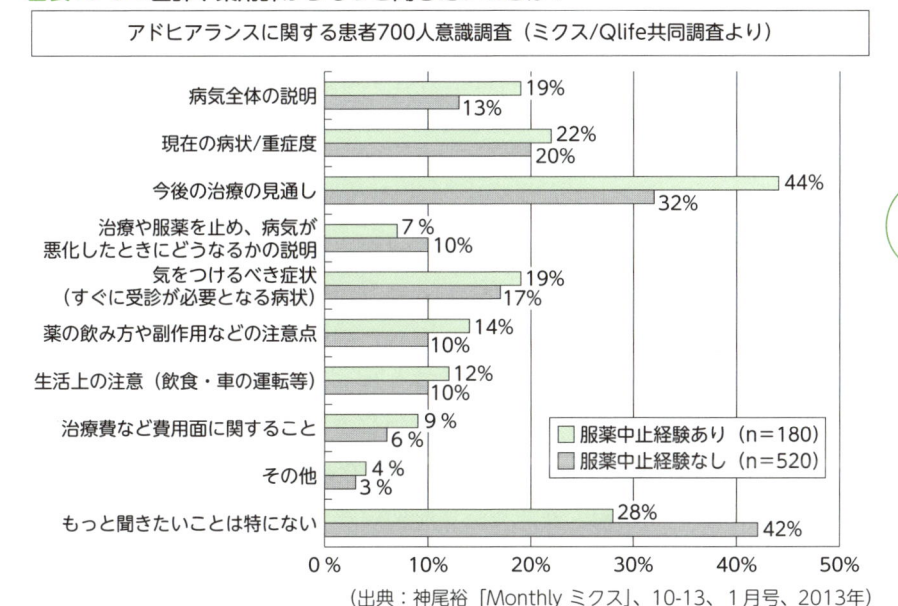

アドヒアランスに関する患者700人意識調査（ミクス/Qlife共同調査より）

項目	服薬中止経験あり（n=180）	服薬中止経験なし（n=520）
病気全体の説明	19%	13%
現在の病状/重症度	22%	20%
今後の治療の見通し	44%	32%
治療や服薬を止め、病気が悪化したときにどうなるかの説明	7%	10%
気をつけるべき症状（すぐに受診が必要となる病状）	19%	17%
薬の飲み方や副作用などの注意点	14%	10%
生活上の注意（飲食・車の運転等）	12%	10%
治療費など費用面に関すること	9%	6%
その他	4%	3%
もっと聞きたいことは特にない	28%	42%

（出典：神尾裕「Monthly ミクス」、10-13、1月号、2013年）

ながら、これを検証するためのインフラを構築（まずは、基本的な情報が網羅されていればよい）していく必要があります。さらに院内で得られた情報を他施設の情報とも併せて検証し、これを臨床現場へフィードバックすることができれば、薬剤使用におけるPDCAサイクルを回すことができるようになります。

一方、単にデータを集めるだけでなく、これを分析することが重要で、論文投稿や製薬会社主催の講演会などで、積極的に発表することも大切です。「情報を発信することにより、（製薬会社が持参しない）さまざまな情報を他施設から得られる」という利点があるほか、他施設とのネットワークづくりにも大いに役立つでしょう。

❹ 製薬会社・MRとの新たな関係性構築を目指して

製薬会社から提供される情報は、今後も増加の一途をたどるものと予想され、ますます複雑化・高度化していくでしょう。一方で、コミュニケー

ションの手段も、デジタル技術の発展などにより、ますます多面的かつ即時的になり、進化していくでしょう。

「お互いがほしい情報を明確にし、共有すること」、「それをアウトプットする場を設け、さらに広く共有していくこと」が薬剤師・製薬会社の双方にとってのコミュニケーションの必須事項であり、お互いの業務価値を上げていく上で大変重要な意味を持ちます。製薬会社側の情報提供にはさまざまな制約が設けられていますが、情報開示の流れの中で必要な情報の提供については、企業側にも責務があります。昨春からスタートした医薬品リスク管理計画の実施[28]等は、こういった背景によるものです。

薬剤師の職分が社会的にも大きく期待されている今、そのパートナーとして製薬会社・MRを活用する余地は大いにあるでしょう。「薬剤師と製薬会社・MRがお互いの存在価値を高める」ためのコミュニケーションのあり方についてあらためて考えるべき時期にきています。

キーワード　医薬品リスク管理計画（RMP：リスクマネジメントプラン）

新医薬品の承認時などに医薬品のリスク情報である安全性検討事項を特定し、それを踏まえ、現在実施されている安全対策などを含んだ「医薬品安全性監視計画」および「リスク最小化策」を製造販売業者が策定し、実施状況に応じ適時適切に見直しを実施するもの。製造販売後の安全性の確保、ベネフィットとリスクの評価およびそれらの評価にもとづく安全対策の改善に資することを目的としている。

◆参考文献

1）赤瀬朋秀：後発医薬品導入に伴う経済効果最適化のシナリオ，月刊薬事，52（10）41-47，2010年
2）三菱UFJリサーチ＆コンサルティング：厚生労働省医政局経済課委託事業　ジェネリック医薬品使用促進の先進事例に関する調査報告書，厚生労働省HP　http://www.mhlw.go.jp/bunya/iryou/kouhatu-iyaku/dl/03_12.pdf
3）赤瀬朋秀：経済学からみた医薬品，医薬経済，2012.11.1号 50-51
4）赤瀬朋秀：医薬品管理業務，月刊薬事，54（5）67-72，2012年

5）秦 温信ほか：7つのケーススタデイ―肺炎・急性気管支炎・急性細気管支炎，87-96，ベンチマーク分析によるDPC対応標準治療計画の作成，じほう　2006年
6）芳賀克夫：クリティカルパスとEBM，クリティカルパス―最近の進歩，49-53，じほう，2003年
7）Sease JM, Franklin MA, Gerrald KR：Pharmacist management of patients with diabetes mellitus enrolled in a rural free clinic, Am J Health Syst Pharm 70（1）43-7, 2013
8）Hamblin S, Rumbaugh K, Miller R：Prevention of adverse drug events and cost savings associated with PharmD interventions in an academic Level I trauma center：an evidence-based approach, J trauma Acute Care Surg 73（6）1484-90, 2012
9）Snider M et al.：Cost-benefit and cost-savings analysis of antiarrhythmic medication monitoring, Am J Health Syst Pharm 69（18）1569-73, 2012
10）Magedanz L, Silliprandi EM, dos Santos RP：Impact of the pharmacist on a multidisciplinary team in an antimicrobial stewardship program：a quasi-experimental study, Int J Clin Pharm　34（2）290-4, 2012
11）Lucca JM et al：Impact of clinical pharmacist interventions on the cost of drug therapy in intensive care units of tertiary care teaching hospital, J Pharmacol Pharmacother, 3（3）242-7, 2012
12）鹿村恵明ほか：薬局薬剤師における薬学的疑義照会の医療経済学的研究，YAKUGAKU ZASSHI　132（6）753-761, 2012年
13）Yakugyo Jiho. 2012.12.25号
14）沼田佳之ほか：Monthly ミクス誌調査／医師が求めるMR 2013年版，Monthly ミクス2013．2月号，8-26
15）沼田佳之，酒田浩，神尾裕：医薬情報の活用術「MR+e」モデル，Monthly ミクス2012.11月号，8-19
16）沼田佳之ほか：MR 100周年；次世代MRのマインドセット，Monthly ミクス2012．9月号，8-19
17）矢吹博隆：医薬品営業マーケティングモデルの変革, Monthly ミクス2013．1月号，48-50
18）日本製薬工業協会：医療用医薬品プロモーションコード　http://stuxsc253.secure.ne.jp/about/basis/promo/koukoku.html
19）Cudny ME and Graham AS.：Adverse-drug-event data provided by pharmaceutical companies, Am J Health Syst Pharm, 65（1）1071-1075, 2008
20）副島秀久：クリニカルパス運用の現状，7-19，クリニカルパス運用事例集―済生会熊本病院クリニカルパス推進プロジェクト編著，日総研　2001年
21）廣田和彦：バリアンスの定義と分類および分析の実際，35-41，クリニカルパス運用事例集-済生会熊本病院クリニカルパス推進プロジェクト編著，日総研　2001年

22) T.Greenhalgh：Narrative based medicine in an evidence based world, BMJ, 318：323-325, 1999
23) Rosemary C Veniegas, Uyen H Kao and Ricki Rosales：Adapting HIV prevention evidence-based interventions in practice settings：an interview study, Implementation Science, 4:76, 2009
24) Hay MC et al.：Harnessing experience：exploring the gap between evidence-based medicine and clinical practice., J. Eval Clin Pract, 14（5）：707-13, 2008
25) 神尾裕：スペシャルレポート；アドヒアランスに関する患者700人意識調査, Monthly ミクス2013. 1月号, 10-13
26) Haga.Y et al.：Value of general surgical risk models for predicting postoperative liver failure and mortality following liver surgery, J. Surg. Oncol, 106（7）：898-904. 2012
27) Renaud B et al.：Risk stratification of early admission to the intensive care unit of patients with no major criteria of severe community-acquired pneumonia：development of an international prediction rule, Crit Care, 2009；13（2）：R54, 2009
28) 医薬品リスク管理計画指針について（薬食安発 0411 第 1 号，薬食審査発 0411 第 2 号；平成24年 4 月11日） http://www.info.pmda.go.jp/iyaku/file/h240411-001.pdf

第4章

薬剤部門マネジメントの実践
上級
経営・管理に
必要な経営学の知識

新しい時代の病院経営と戦略

中川 充（日本経済大学大学院准教授）

1 経営戦略論を学ぶにあたって

「経営戦略論」と聞くと、病院にはあまり縁のない、営利企業を対象とした知識だと思うかもしれません。しかし、これから紹介する経営戦略論という分野において蓄積されてきた考え方は、営利を目的とする企業の戦略に限らず、病院経営においても有用な視座を与えてくれるものです。本節では、これまでに経営戦略に関してなされてきた議論を簡単に紹介した上で、新しい時代の病院経営において、どのような意味があるのかを検討していきます。

2 経営戦略論とは何か？

まずは経営戦略論と呼ばれる分野において、これまでにどのような議論がなされてきたのかを大まかに見ていきます。

そもそも経営戦略とは、いったいどのようなものなのでしょうか。経営戦略論に関する代表的なテキストによれば、経営戦略に関して多様に存在する考え方には、次のような3つの共通点を見出すことができます（加護野・野中・石井・奥村、1996年）。第1の共通点は、将来の方向あるいはあり方に一定の指針を与える構想であるという点です。第2の共通点は、組織と環境とのかかわり方に関するものであるという点です。第3の共通点は、さまざまな意思決定の指針あるいはルールとしての役割を果たしているという点です。つまり経営戦略論がどのようなものであるかを考えるには、これら3つの点に注意しておく必要があるということです。

諸説ありますが、経営戦略論は1950年代にビジネスの現場から強い要請を受け、1960年代前半に確立された学問分野であるといわれています。その意味で経営戦略論は比較的歴史の浅い学問分野です。ちなみに、ビジネス現場から強い要請があった背景には、当時、主に米国で多くの産業が成

熟化しており、何らかの形で新たにビジネスを成長させなければならないという状況がありました。

経営戦略論の始まりとなった研究としては、アルフレッド・チャンドラーやイゴール・アンゾフの研究が挙げられます[*1]。両者の名前は専門家に限らず広くビジネスパーソンにも知られています。その後も、マイケル・ポーターやジェイ.B.バーニーなど、多くの研究者がすばらしい研究成果を残してきました。経営戦略論はその重要性から関心を集め、実務に携わる人にとっては比較的身近な学問であるといえます。しかし、実務に携わる方にとって、研究書をじっくり読む時間を捻出することはなかなか困難でしょう。また、解説書だけで全体のイメージを持つことは難しいかもしれません。そこで次項では、これまで経営戦略論に関してどのような議論がなされてきたのか、簡単に紹介します。

③ 経営戦略論の分類

経営戦略論は、その多様性から全体像がわかりにくいと指摘されることがあります。代表的なテキストの1つであるヘンリー・ミンツバーグほかの『戦略サファリ』では、経営戦略論の多様性を動物園の動物にたとえ、10の学派に分類して整理しています。また、青島矢一・加藤俊彦の『競争戦略論』では、経営戦略の中の1分野である競争戦略（事業戦略）を4つのアプローチに整理しています。ほかにも、経営戦略論を類型化し、整理しているテキストは多く存在します。

本節では、「計画と創発」、「ポジショニングと資源」という2つの視点から、経営戦略における異なる側面を整理します。

(1) 計画と創発

「計画と創発」とは、「経営戦略は事前に計画し、実行するものである」と考えるグループと、「経営戦略は行動を展開していく中で創発的に生じるものである」と考えるグループが存在する、というようなことを意味し

[*1] 詳しくは、H.イゴール・アンゾフ『アンゾフ 戦略経営論』（中央経済社）を参照。

ています。便宜上、本節では前者を「計画学派」と呼びます。計画学派の代表的な研究としては、アンゾフの研究[*1]が挙げられます。後者は「創発学派」と呼ぶことにします。創発学派の代表的な研究としては、ミンツバーグの研究が挙げられます。それではそれぞれの研究の特徴について、もう少し詳しく見てみましょう。

① 計画学派

　計画学派に分類される研究において、経営戦略が必要であると考えられる背景には、企業が大規模化したことがありました。企業の大規模化に伴い、多くの人が協力して仕事を行う必要が生じたことから、組織において計画を策定し実行することが求められるようになりました。特に「不確実性が高い」状態においては、戦略的に計画を立てることが重要になります。「不確実性が高い」とは、事前の計画のみでは対処できないような事態が生じる状態のことを指します。計画学派の代表的な研究者であるアンゾフは、主に2つの点で後の研究に大きな影響を与えました。

　1つ目は、自社が直面する製品と市場の組み合わせである「製品―市場ポートフォリオ」に基づいた「成長ベクトル」という考え方を示した点です。成長ベクトルとは、企業が成長するためのシナリオを、製品もしくは技術の新・旧と市場ニーズの新・旧からなる4つのセルに分類し示したものです(図表17-1)。

　具体的には、既存の製品や技術を用いて既存の市場で売上高を高めて成長を目指すことを、市場浸透と呼びます。これに対して、新しい製品や技術を用いて既存の市場で売上高を高めようとすることを、製品開発と呼びます。一方、既存の製品や技術を使い、新しい市場で売上高を上げようとすることを、市場開拓と呼びます。製品や技術、市場とも新たにした上で、売上高を上げようとすることを、多角化と呼びます。これらの分類に沿った成長戦略に関する考え方は、現在でも広く使われています。

　アンゾフが後の研究に与えた影響の2つ目は、「シナジー」という考え方です。シナジーとは、製品と市場の関係において相互に関連性が強い場合、企業が受けるメリットが大きくなる、というような考え方です。経営戦略の議論に限らず、一般的に使用されるなじみのある概念かもしれませ

図表17-1 ●アンゾフの成長ベクトル

		市場・ニーズ	
		既存	新
製品・サービス	新	製品・サービス開発戦略	多角化戦略
製品・サービス	既存	市場浸透戦略	市場開発戦略

(出典：アンゾフ『戦略経営論』をもとに作成)

んが、アンゾフはこれとは異なり、実際に得られる効果が計測可能であることが重要であると指摘しました。

②創発学派

　では、計画学派と対極にある創発学派とは、どのような考え方なのでしょうか。計画学派では、明示的ではないものも含めて、戦略は経営トップや経営企画などを担当するスタッフによって策定され、その戦略に基づき現場が活動を展開することが想定されてきました。一方、創発学派においては、戦略というのは組織のミドルマネジメント層で活動する人たちが、日々困難に直面し模索する中で生まれるものであると考えられます。つまり、創発学派における経営戦略とは、事前に計画されるのではなく、日々の諸活動の中で創発的に生じる行動パターンであるといえるでしょう。創発学派で代表的な研究者であるヘンリー・ミンツバーグは、経営戦略における創発性についてさらに一歩踏み込み、次のようなことを指摘しています。

　1つ目は、戦略には計画的な面と創発的な面が存在し、多くの場合、事前に計画された意図的な戦略と、結果として創発される意図していない戦略の間には、少なからぬギャップが生じることがあるとしています。2つ目は、意図的な戦略と意図していない戦略の間にギャップが生じることは必ずしも悪いことではなく、意図していなかった戦略によって組織が成長

することもあり得るということです。

　これらの指摘は、組織が直面する問題・課題を事前にすべて予測するのは無理であり、目の前に現れた問題を解決するために試行錯誤する方が本質に近い、という認識に基づいているといえます。創発学派の考え方によれば、組織のミドルマネジャーはトップが策定した戦略を実行するだけではなく、戦略を構想する役割も担っていることになります。

＊

　ここまで、計画学派と創発学派とを比べて経営戦略の考え方をひもといてきました（図表17-2）。計画と創発のどちらかが正しいというものではありません。実際の現場では、どちらも同じように重要です。難しい話をした割には、あたり前の結論だとと思うかもしれませんが、ごくあたり前のことを客観的な理論に基づき整理し理解することが、戦略的マネジメントには必要とされるのです。

(2) ポジショニングと資源

　次の視点は、経営戦略論の中でもとりわけ重要な「競争優位の源泉」についての考え方の違いです。競争優位の源泉とは、組織が他者と比べて高い成果を上げている場合、「その要因はどこにあるか？」という問題です。平たく表現するならば、「組織の強みはどこにあるか？」ということです。ここでは、競争優位の源泉を組織の外に求めるグループ（ポジショニング学派）と、組織の内に求めるグループ（資源学派）を対比して整理します。

① ポジショニング学派

　はじめに、競争優位の源泉を組織の外に求めるグループの考え方を見て

図表17-2 ● 計画学派と創発学派の相違点

	計画学派	創発学派
戦略に対する考え方	事前に戦略を計画することが重要である	戦略は日常における試行錯誤の中から創発されるものである
戦略にかかわる階層	トップ・マネジメント（経営者）	ミドル・マネジメント（現場）

いきましょう。競争優位の源泉を組織の外に求めるグループは、主に「ポジショニング学派（スクール）」と呼ばれています。代表的な研究者は、マイケル・ポーターです。

　ポジショニング学派の考え方を簡単に整理してみましょう。組織の強みは、その組織が置かれた「立場（ポジション）」によって決まります。立場とは、文字通り「どのような立地にあるのか？」ということはもちろん、「どのような競争相手がいるのか？」、「どのような取引関係があるのか？」など、さまざまな面を分析することにより結論づけられます。このような分析は、Five Forces（17ページ〜参照）と呼ばれ、多くの組織で戦略策定に利用されてきました。極論するなら、「うまみ（収益性）のある業界・立場にいるから儲かる」という説明になります。この考え方を元に、立場や業界のうまみを計測するためにどうしたらよいのか、ということが議論されてきました。

　ポーターの戦略論に限らず、マーケティングなどの分野でも類似した考え方は一定の支持を得ており、共通する枠組みで戦略を検討する試みは繰り返されてきました。これらの研究に共通するのは、組織の強みである競争優位の源泉を、組織の外にある環境に求めている点です。環境を適切に読みとり、うまみのある業界や立場を見つけ出し、自らの組織をそこに位置づけることが重要であると考えられました。

②資源学派[*2]

　一方、競争優位の源泉を組織の内に求めるグループも存在します。「資源学派（リソース・ベースド・ビュー）」と呼ばれ、組織の強みはそれぞれの組織独自のものであり、組織の内にあると考えます。当然のことのように聞こえるかもしれませんが、ポジショニング学派と対比すると理解しやすいでしょう。

　資源学派の代表的な研究者の１人はジェイ.B.バーニーです[*3]。そもそ

[*2] 本節でいう「資源」とは、経営学のテキストなどでは「経営資源」と呼ばれているものを指す。ここでは、資源と経営資源は同義のものとして扱う。

[*3] バーニーの経営戦略論については、ジェイ.B.バーニー『企業戦略論【上・中・下】』（ダイヤモンド社）の各巻を参照。

図表17-3 ●バーニーの競争優位に関するモデル

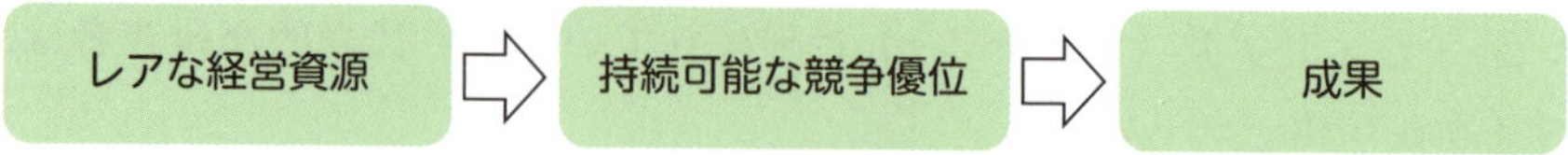

レアな経営資源 ⇒ 持続可能な競争優位 ⇒ 成果

(出典：バーニー『企業戦略論』をもとに作成)

もバーニーは、ポジショニング学派に対するアンチテーゼとして、資源に注目した戦略論を展開しました。資源学派のスタートは、組織が置かれている「立場」が同じであれば（同じ業界にいれば）、業績などの成果に差が生まれないことになってしまうではないか、という問題点を克服しようとした試みでした。同じ業界に属し、同じ立場である組織においても業績に差が出るのは、それぞれの組織が持つ特有の資源に違いがあるからだ、と指摘したのです。

バーニーは、どのような資源でもすべてが競争優位の源泉となるのではなく、一定の条件を満たす資源が重要であると主張しています。一定の条件とは、「(a) 資源自体に価値があり、(b) それらの資源は簡単に入手することができないものであり、(c) 簡単に模倣することも困難であり、(d) 代わりの資源で代替することも困難である場合」という条件です。

このような条件を満たす資源とは、他者との違いを生み出すものであり、それらの資源を持つことにより、一時的ではなく比較的長期にわたり競争優位を保つことができると考えました（図表17-3）。

④ 病院経営に経営戦略が必要な理由

ここまで、経営戦略論という分野でなされてきた議論を、「計画と創発」、「ポジショニングと資源」という２つの視点から整理してきました。それでは、経営戦略論は新しい時代の病院経営に対してどのような価値を提供し、どのように役立つものなのでしょうか（図表17-4）。

経営戦略というと、「競争に勝利するための術」、「(莫大な!?) 儲けを生み出すための方法」と考える人が多いようです。それは、ごく部分的には間違いではないかもしれませんが、病院に期待されている社会的意義を考えると議論の余地があるでしょう。しかし、だからといって病院に経営戦

図表17-4 ● ポジショニング学派と資源学派の相違点

	ポジショニング学派	資源学派
戦略に対する考え方	競争優位の源泉は組織が置かれる立場にある	競争優位の源泉は組織特有の経営資源にある
競争優位を獲得するために必要な点	うまみのある立場を見出し、自らの組織を位置づけること	他者にはない資源を保有すること

略は必要ないと結論づけることは誤りです。なぜなら経営戦略とは、「将来の方向あるいはあり方に一定の指針を与える構想」であり、「組織と環境とのかかわり方に関するもの」であり、「さまざまな意思決定の指針あるいはルールとしての役割を果たしている」からです。

　経営戦略は、儲けを生み出す術ではなく、組織を円滑に運営するための術を提供してくれます。さらに踏み込んでいうならば、経営戦略について学び考えることは、各人が所属する組織が置かれた環境の中で、将来への指針を考えることだといえるのです。

⑤ 実務に経営戦略論を活かす

　病院での実務において、戦略ツールを用いて組織の戦略を考えた経験のある人もいるかもしれません。戦略ツールとは、組織の強みや弱み・機会や脅威について考えるSWOT分析や、BSCなどです[*4]。それらのツールによる分析は、実施すること自体に意義があるのではありません。それにより自分たちの組織が置かれている環境や、その環境の中での自分たちの立場を改めて考えること、そして組織のメンバーと議論しながら、それらの考えを共有することに意義があるのです。メンバー間で共有した考えがあるからこそ組織における将来の構想を練ることができ、それに向けて日々の業務を遂行する上での方針を立てられます。これこそ前項で述べた経営戦略論の核心にあたるものです。

[*4] SWOT分析やBSCの具体的な内容については、本書第2章「BSCを活用した事業計画の策定方法」（118〜129ページ）を参照。

また「計画と創発」の部分で述べたように、組織内でのその人の立ち位置によって経営戦略の捉え方は異なります。トップマネジャーとして考えるべき経営戦略と、ミドルマネジャーとして考えるべき経営戦略は当然変わってきます。上司や部下が、どのように行動しているのか、さらには行動することが望ましいのかを考える上でも、経営戦略論は有効な知識となるでしょう。

　例えばSWOT分析のように自分たちの強みや弱み、機会や脅威について深く考えることは、組織のポジショニングと資源について考えることにほかなりません。地域における病院のあり方や病院組織における薬事部門のあり方など、従来通りのマネジメントでは十分に対応できないような環境に置かれているときこそ、経営戦略論という分野でなされてきたさまざまな議論を病院での実務に応用すべきです。

　本節で主張したいのは、経営戦略論の知識を持っていることが重要なのではなく、各々が経営戦略について考え、メンバー間で議論する営みにこそ大きな意義があるということです。事前に計画することと実際に行動する中で創発されること、それぞれの意義とメリットについて学べば、両者のバランスを意識し、組織のメンバーを方向づけることが可能でしょう。

　本格的な少子高齢化時代の到来を迎え、大きな変革の波にさらされている時代の病院経営にこそ、「将来の方向あるいはあり方に一定の指針を与える構想」として経営戦略は必要なのです。

財務諸表の基本と医薬品の位置づけ

相馬 一天（日本経済大学専任講師）

❶ 健全経営には、会計マネジメントが必須

　会計やファイナンスの視点から見た会社と病院の違いは、何でしょうか。最も大きな違いは、会社は営利企業であるのに対して、病院は必ずしも営利目的ではない、という点です。会社は投資した株主や、社債を購入した債権者に対して大きな責任を持っており、株主利益の最大化、元金および利息の支払いが重要視されます。国際財務報告基準（IFRS：International Financial Reporting Standards）では、投資家に有用な財務情報を開示することを求めており、潜在的な投資家に対しても将来予測される損益とリスクを開示することが求められています。このように、会計やファイナンスでは、株主や投資家が利益を得るためのさまざまな分析手法が開発されています。

　これに対して病院は、公共性が重視されます。病院の会計では、会社のような株主や投資家が存在しないため、会社ほど会計やファイナンスが発達する必要に迫られなかったといえるでしょう。しかし、いくら営利がすべてではないといっても、病院を運営するためには赤字を出さず、ある程度の投資ができる経営状態を維持する必要があります。医師や看護師の給与の支払いや病気の原因究明、困難な治療のための設備投資の費用支払いなどがあるからです。今日では、企業で研究や開発をすることで新しい商品やサービスを生み出し、新たな価値を提供することが顧客から求められているように、病院においてもよりよいサービスが求められているのです。

　ところで、なぜ病院でも財務諸表をつくらなければならないのでしょうか。医療法人の病院等では公益性が求められますが、赤字続きでは病院を運営していくこと自体が困難になります。病院も、患者や社会に向けてより充実した経営を行うために、会計にかかわる分析手法を利用するべきなのです。

❷ 財務諸表と財務3表（貸借対照表、損益計算書、キャッシュフロー計算書）

(1) 財務諸表

　病院や会社は、さまざまな法律によって定められた、一定の基準を満たした財務諸表の作成が義務づけられています。会社の財務諸表は、貸借対照表、損益計算書、キャッシュフロー計算書、株主資本等変動計算書などによって構成されています。会社は、会社法、金融商品取引法および税法等によって、一定の範囲の会計情報の開示が定められています。会社法は、株主および債権者のために決算開示制度を定めた法律であり、金融商品取引法は投資家のために会社の決算開示制度等を定め、税法は国や地方が課税するために会社の決算で開示すべき内容を定めています。会社の財務諸表は、経営者がその業績を確認するだけでなく、投資家、株主、債権者および国や地方といった会社を取り巻く利害関係者に開示すべき会計情報といえます。

　病院の財務諸表については、厚生労働省が2004（平成16）年度に「病院会計準則」を改正し、原則としてこれに従うように規定しています。病院の財務情報を調査した「病院経営管理指標」（2004〔平成16〕年度〜2010〔平成22〕年度）や、少し古いデータですが「病院経営収支調査年報」（1999〔平成11〕年度〜2003〔平成15〕年度）も病院に関する財務および非財務の経営情報を提供しています。こうしたデータを比較対象として、経営分析に役立てるのも一考でしょう。

(2) 貸借対照表

　貸借対照表は、バランスシート（Balance Sheet）とも呼ばれます。右側のシートと左側のシートの合計額がバランスをとってイコールになっているためです。図表18-1では、資産合計と負債および純資産合計が4百万円でバランスしています。

　左側のシートには、会社が有する資産（現金および預金、未収金、車両、不動産等）を記述し、右側のシートには、資産の調達原資である流動負債および固定負債のほか、資産と負債の差額である純資産を記述します。

図表18-1 ● バランスシート

流動資産
(経常的な活動で生じた債権および1年以内に回収可能な債権等)

固定資産
(経常的な活動以外で生じた債権および1年超以降に回収可能な債権)

資産		負債および純資産	
流動資産	1百万円	流動負債	1百万円
有形固定資産	1百万円	固定負債	2百万円
無形固定資産	1百万円	純資産	1百万円
資産合計	4百万円	負債および純資産合計	4百万円

流動負債
(経常的な活動で生じた債務および1年以内に債務履行するもの)

固定負債
(経常的な活動で生じた債務および1年超以降に債務履行するもの)

純資産
資産と負債の差額

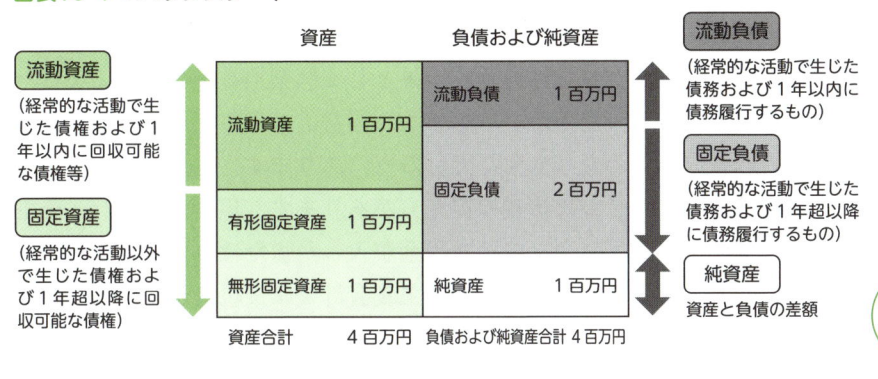

図表18-2 ● 貸借対照表

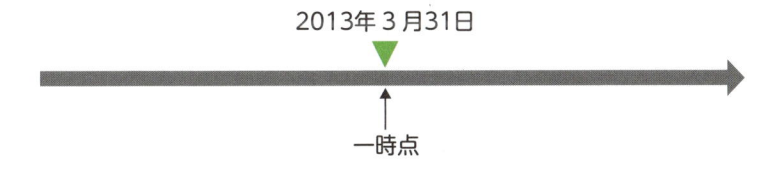

2013年3月31日 ― 一時点

　左側のシートの資産は流動資産と固定資産に分けます。流動資産は、現金および預金、経常的な活動で生じた未収金等の債権およびその他1年以内に回収可能な債権等で構成されています。固定資産は、有形固定資産、無形固定資産およびその他の資産に区分します。有形固定資産は、建物、構築物、医療用器械備品、その他の器械備品、車両、土地等です。無形固定資産は、借地権、ソフトウェア等です。右側のシートには、流動負債、固定負債、資産と負債の差額である純資産が記載されています。なお、純資産は資本剰余金、利益剰余金および評価・換算差額等により構成されています。

　貸借対照表は一時点の財政状態を表したものです。例えば、病院の決算が3月末の場合、3月31日時点での資産、負債の状態を表したものです。つまり、一時点の残高を示しています (図表18-2)。

(3)損益計算書

1年間の経営成績を示したものが損益計算書です。例えば、1年間の医業収益・医業費用がどれだけあり、結果として医業損益がプラスになったのか、マイナスになったのかを示します。損益計算書の利点は、経営者の1年間の経営成績をわかりやすく計れる点にあります(図表18-3)。

損益計算書では、2つの損益の捉え方があります。現金主義会計と発生主義会計です。現金主義会計では、現金が入ったまたは現金を払った時点で帳簿に記します。これに対して発生主義会計では、現金が発生した理由をもとに損益を期間に対応させます。例えば、2013(平成25)年3月1日から2013(平成25)年3月31日までの入院に対する収益を2013(平成25)年4月1日に現金として受け取った場合、現金主義では現金を受け取った日に収益を計上するので、2013(平成25)年4月1日から2014(平成26)年3月31日の期間(2013[平成25]年度)の収益となります。一方、発生主義では収益が発生した期間の収益とするため2012(平成24)年4月1日から2013(平成25)年3月31日の期間(2012[平成24]年度)の収益となります。

損益計算書では、収益と費用を期間に対応させて認識する発生主義が適用されます。損益計算書は損益の原因となった期間に対応した操作が行われ、帳簿に記載されているといえます。

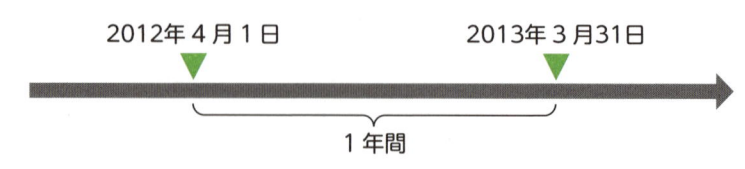

ここで、貸借対照表にもかかわる現金主義と発生主義の期間収益対応について説明しておきます。例として機器の減価償却を挙げましょう。10年使用できる機器を2012(平成24)年4月1日に10億円で購入した場合、現金主義では2013(平成25)年3月31日の決算書で損益計算書に10億円の費用が計上されるだけになります。これに対して発生主義では、期間対応さ

図表18-3 ● 損益計算書

2012年4月1日 ─────── 2013年3月31日
　　　　　　　└─── 1年間 ───┘

図表18-4 ● 現金主義と発生主義

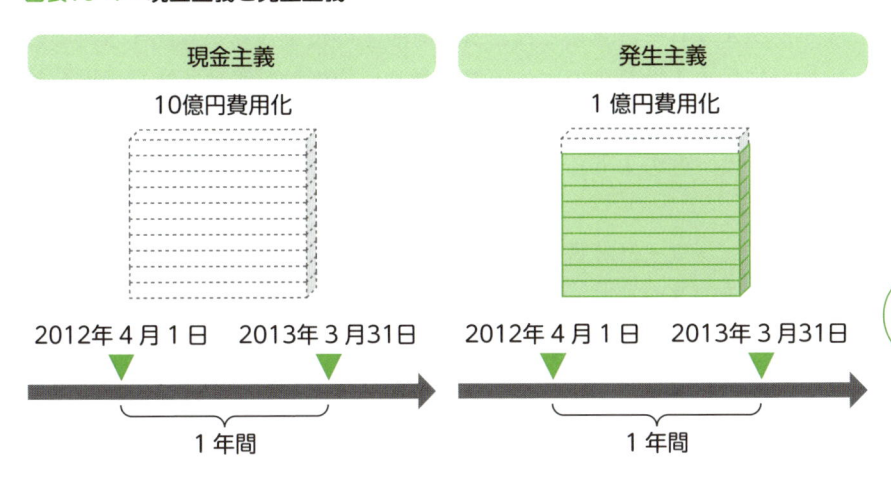

現金主義 10億円費用化　2012年4月1日 — 2013年3月31日　1年間

発生主義 1億円費用化　2012年4月1日 — 2013年3月31日　1年間

せることで損益計算書に毎年1億円ずつ10年間にわたって費用を計上していきます。これを定額法（毎年一定額の費用化）による減価償却といいます。毎年一定額を費用とし、資産を少しずつ減らしていくことで、資産の価値に期間対応させるのです。2013（平成25）年3月31日の貸借対照表では、10億円（資産）－1億円（費用）＝9億円（資産）を固定資産に計上することになります（図表18-4）。

　病院の財務会計上、損益計算書では医業収益から医業費用を引いたものが医業損益として計上されます。医業収益は、入院料収益、入院診療収益、室料差額収益、外来診療収益等により構成されています。

　しかし、採算性の改善には、医業収益の切り分けを変えた方がよさそうです。病院の収益の源泉は、入院と外来に分けることができます。さらに入院は病棟別、外来は内科や外科といった科別に分けることも可能です。原因分析や採算性の改善においては、このように細かい区分に分けて検討することが有効です。同様に医業費用においても、診察等のサービスや医薬品等物品の提供が一括して費用とされていますが、分析を行う際は、病棟別、科別の人件費、材料費、経費等細かい費目に分けて検討することが有効です。

⑷ **キャッシュフロー計算書**

　キャッシュフロー計算書とは、貸借対照表の現金残高を算出するための一定期間に対する計算書です。前述の通り、貸借対照表は一時点の財政状態を示し、損益計算書は一定期間の経営成績を示します。キャッシュフロー計算書では、どのような経緯で現金が残ったのかという過程が示されます。

　キャッシュフロー計算書は大きく3つに分けてキャッシュフローを示しています。その3つとは、①業務活動によるキャッシュフロー、②投資活動によるキャッシュフロー、③財務活動によるキャッシュフローです。①業務活動によるキャッシュフローには、1年間の医業収益から医業費用を差し引いた、損益計算書でいう医業損益が示されます。②投資活動によるキャッシュフローには、建物や診療用機器等の固定資産の購入や売却投資にかかわる活動が示されます。③財務活動によるキャッシュフローには、借入金等の調達額や返済額といった投資活動が示されます。病院会計準則では、この3つに現金等の増加（減少）額および現金等の期首在高を加え、現金等の期末残高を算出する方法を示しています。

❸ 経営分析

　経営分析は、大きく2つに分けることができます。1つ目は、ライバル病院との相対的評価が比較的しやすい財務諸表分析や管理会計における定量分析です。2つ目は、ある対象の主観を一定の尺度によって評価したものを分析する定性分析です。これは病院の医師の技術力、機器の性能、経営者の経営手腕、病院の立地条件などを分析するものです。

　ここでは、1つ目の定量分析のうち財務諸表分析を紹介します。財務諸表分析は、財務諸表を中心とした分析です。病院においても、財務諸表は一定の基準に沿って作成されているので、ライバル病院の財務諸表や数多くの病院のデータとの比較によって、人件費や設備投資の多少といった比較が容易にできるのが利点です。しかし、財務諸表だけでは、経営意思決定に十分な情報を提供しているとはいえないため、財務諸表にはない非財務情報も収集しておく必要があります。

例えば、病院の最適な人員配置を検討するにあたり、人員数と人件費を用いた財務分析をすることがあります。病院の「1人あたり人件費」は、給与等の総支払額を病院の勤務者全員で割ったものですが、経営判断をする際には、常勤の医師、非常勤の医師、看護師、事務職員、その他の従業員のように一定のカテゴリー別の平均給与を算出したいこともありますし、救急外来や放射線科といった部門別の平均給与を知りたいこともあるでしょう。このように、分析においては財務データにはないデータもあらかじめ収集しておく必要があります。常にデータを収集しておくようにすれば時系列で比較できるため、いつ・どうして採算が悪化したのかを分析するときなどに便利です。

　図表18-5に、代表的な財務諸表分析を例示します。1つ目は、①医業損益率です。これは、医業利益（損失）を分子にして医業収益で割って百分率にしたもので、1年間の経営成績を表したものです。標準的な収益率との比較やライバル病院との比較により、現状の把握や目標設定をするのに役立ちます。さらに細かく分析するには、費用の分析が効果的です。例えば、②人件費を分子にして医業収益で割って百分率にする人件費率、③医薬品費を分子にして医業収益で割って百分率にする医薬品費率、④減価償却費を分子にして医業収益で割って百分率にする減価償却費率等です。②の人件費率は、ライバル病院と比較して人件費が過大（過小）でないか判断することが可能ですし、③の医薬品費率では、医薬部門の経費が標準的な病院と比較して過大（過小）ではないか検証ができます。④の減価償却費率を算出すると、年間の医業収益に対して設備投資が過大（過小）ではないかを判断する基準とすることもできます。

　財務分析では、財務諸表の数値を用いた財務諸表分析に加え、財務以外の非財務項目である入院患者数、外来患者数や従業員数等を用いることがあります。

　代表的な指標は、⑤1日平均入院患者数、⑥1日平均外来患者数、⑦入院患者1人1日の平均収益、⑧外来患者1人1日の平均収益です（図表18-6）。

図表18-5 ● 財務諸表分析（財務項目）

① $\dfrac{医業利益}{医業収益} \times 100 =$ 医業損益率

② $\dfrac{人件費}{医業収益} \times 100 =$ 人件費率

③ $\dfrac{医薬品費}{医業収益} \times 100 =$ 医薬品費率

④ $\dfrac{減価償却費}{医業収益} \times 100 =$ 減価償却費率

図表18-6 ● 財務諸表分析（含む非財務項目）

⑤ $\dfrac{入院中の患者延べ人数}{365日} =$ 1日平均入院患者数

⑥ $\dfrac{外来患者延べ人数}{365日 \times 診察日/7日} =$ 1日平均外来患者数

⑦ $\dfrac{入院収益}{入院患者延べ人数} =$ 入院患者1人1日の平均収益

⑧ $\dfrac{外来収益}{外来患者延べ人数} =$ 外来患者1人1日の平均収益

4 管理会計

　財務諸表は一定の基準によって作成されているため、統計データとの比較やライバル病院との優劣比較は割と容易にできます。しかし、財務諸表分析だけで経営者が経営上の意思決定をすることは可能でしょうか。実際には、財務諸表の情報、つまり財務会計だけでは十分とは言い難いのではないでしょうか。経営の意思決定に必要な会計情報やその他の情報をあらかじめ準備し、経営計画、実施、検証、統制に利用する手段の1つが管理会計です。管理会計は、経営者の意思決定や管理者の管理に役立てるための会計といえます。

図表18-7 ● 財務会計と管理会計の概念図

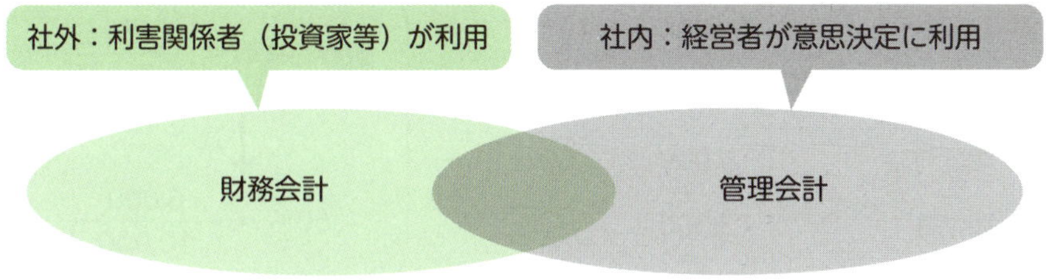

社外：利害関係者（投資家等）が利用 — 財務会計

社内：経営者が意思決定に利用 — 管理会計

　管理会計は、戦略策定、予算管理、経営計画、原価管理、マーケティング分析など、過去・現在・将来に関する会計情報も扱う会計分野であり、定量的な情報や定性的な情報も扱うことになります（図表18-7）。病院においても、経営判断や公共性を満足させるために管理会計を利用することは、有用だといえるでしょう。

❺ CVP分析

　管理会計における代表的な分析手法として、CVP（Cost Volume Profit）分析（損益分岐点分析）を紹介します。これは、どれだけ収益を上げれば損をしないか、損益の分かれ目を金額等で示すことができる便利な分析手法です。この分析を行うためには、費用を変動費と固定費に分ける必要があります。変動費とは、総原価のうち収益に対応して増減する費用であり、材料費等がこれに相当します。固定費とは、毎月一定額の支払いが予定される費用であり、家賃等がこれに相当します。ここでは、売り上げから変動費（仕入原価等）を引いた利益を限界利益（粗利益）とし、固定費（毎月一定額で発生する費用）を引いた利益を営業利益とします。

　例えば、売り上げ10,000円から変動費4,000円を引いた限界利益が6,000円の場合、限界利益率は60％です（図表18-8）。

　この限界利益率60％の事業で損をしないためには、いくら売り上げればよいでしょうか。答えは、5,000円です。損をしないということは、営業利益が０円以上になることですから、限界利益が固定費と同じ3,000円であればよいわけです。次に3,000円を限界利益率の60％で割ればよいという

図表18-8 ● 限界利益率

①	売上高	10,000	100%
②	変動費	4,000	40%
	限界利益	6,000	60%
③	固定費	3,000	
	営業利益	3,000	

$$\text{限界利益率} = \frac{\text{限界利益}}{\text{売上高}}$$

$$60\% = \frac{6,000}{10,000}$$

図表18-9 ● 損益分岐点売上高

①	売上高	5,000	100%
②	変動費	2,000	40%
	限界利益	3,000	60% 限界利益率
③	固定費	3,000	
	営業利益	0	

$$\text{損益分岐点売上高} = \frac{\text{固定費}}{\text{限界利益率}}$$

$$5,000 = \frac{3,000}{60\%}$$

図表18-10 ● 目標利益達成売上高

①	売上高	15,000	100%
②	変動費	6,000	40%
	限界利益	9,000	60%
③	固定費	3,000	
	営業利益	6,000	

$$\text{目標利益達成売上高} = \frac{\text{固定費}+\text{目標利益}}{\text{限界利益率}}$$

$$15,000 = \frac{3,000+6,000}{60\%}$$

ことになります。つまり、売上高が5,000円以上であれば損をしないということです（図表18-9）。

次に、営業利益を6,000円の黒字にしたい場合、どうしたらよいでしょうか。この場合、固定費に目標利益を加算します。すると固定費3,000円と目標利益6,000円を加えたものを限界利益率で割ると15,000円という結果となります（図表18-10）。つまり、売上目標15,000円を達成すれば、6,000円の利益を得ることになります。このように、経営計画においてCVP分析を用いれば簡単に売上計画を策定することができます。

6 たゆまぬ情報収集が、明日の病院経営の原動力に

　財務諸表は経営者、税務署、投資家など、特定の誰かに情報開示するという目的のために作成されます。財務諸表の情報を読みとることで経営者は業績を知ることができますし、ライバル病院や統計データとの比較も可能です。そして、その他の経営情報を用いた財務諸表分析や管理会計を活用することで経営計画、経営判断、経営管理の判断材料とすることも可能です。管理会計では、財務諸表のデータ以外にも種々のデータを集め、原価管理、CVP分析など、調査、実行、分析、統制により経営管理や経営判断に役立てます。

　財務諸表における原因分析や収益性の改善には、①財務諸表の収益をさらに細分化し、入院病棟別医業収益、科別医業収益等に分けること、②入院患者数、医師の人数、職員人数、外来患者数等、財務諸表には直接関係しない情報の収集や分析、③患者（顧客）へのアンケート調査による情報収集等、目的に応じた情報の収集や分析が必要になります。情報収集を始める際には、さまざまな障害があったり、手間がかかるものです。なぜ情報収集が重要なのか、病院全体の理解なくしては精緻で正確な情報の入手は困難です。

　病院は、主として公共性や社会性を求められます。病院経営において、アンケートなどにより患者（顧客）の声を経営に反映させることは有効な手段です。経営管理においても患者（顧客）アンケートの改善の結果を棒グラフなどにして視覚化することは、現場に改善結果を示すだけでなく、

職員のモチベーションアップにもつながります。ライバル病院とどんな違いがあるかを知ることも、職員の意識向上に大きく役立ちます。ライバル病院の財務諸表や患者（顧客）アンケート結果による情報も、経営者および職員の双方にとってよい動機づけになるでしょう。

　まず、情報収集を始めること。そして、あきらめずに情報収集することが病院経営成功への第一歩です。

◆参考文献
1）岡本清：原価計算 6訂版，国元書房，2000年
2）櫻井通晴：管理会計 第5版，同文舘，2012年
3）佐藤正雄：原価管理の理論：管理会計へのコスト・アプローチ，同文舘，1993年
4）西澤脩：原価・管理会計論，中央経済社，2007年
5）廣本敏郎：原価計算論 第2版，中央経済社，2008年

筆者一覧 (掲載順)

加賀谷 肇(かがや・はじめ)
明治薬科大学 臨床薬剤学教室 教授
1975年3月、明治薬科大学製薬学科卒業。同年4月、北里大学病院薬剤部入職。1999年3月、北里大学病院退職。同年4月、済生会横浜市南部病院薬剤部入職。薬剤部長、治験事務局長、診療支援部長を歴任。2012年6月、同病院退職。同年7月より現職。薬学博士。

赤瀬 朋秀(あかせ・ともひで)
日本経済大学大学院 教授
1989年3月、日本大学理工学部薬学科卒業。同年4月、慶應義塾大学病院薬剤部研修入局。同年9月、北里大学病院薬剤部入局。社会福祉法人日本医療伝道会衣笠病院、社会福祉法人恩賜財団済生会神奈川県東部病院を経て、12年4月より現職。博士(臨床薬学)、MBA。

稲葉 健二郎(いなば・けんじろう)
社会福祉法人相模更生会総合相模更生病院 薬剤部部長、医療安全管理者
1995年3月、東京薬科大学薬学部卒業。1997年3月、北海道大学大学院薬学研究科薬学専攻修士課程修了。同年4月、長谷川香料株式会社技術研究所入職。医療法人徳洲会大和徳洲会病院、社会福祉法人日本医療伝道会衣笠病院、医療法人五星会菊名記念病院、医療法人財団明理会東戸塚記念病院を経て、2012年1月より現職。

廣瀬 幸文(ひろせ・ゆきふみ)
医療法人社団三成会新百合ヶ丘総合病院 薬剤科科長補佐
2000年3月、共立薬科大学薬学部生物薬学科卒業。同年4月、医療法人社団仁愛会海老名総合病院薬局入職。医療法人社団康心会湘南東部総合病院、医療法人財団石心会川崎幸病院、医療法人五星会菊名記念病院を経て、2012年7月より現職。2009年3月、薬学修士(慶應義塾大学薬学部大学院薬学研究科修了)。

関根 寿一(せきね・ひさかず)
医療法人社団緑成会横浜総合病院 薬剤科科長
1974年3月、東邦大学薬学部薬学科卒業。同年、株式会社共明産業みどり薬局入職。1978年10月、医療法人社団緑成会横浜総合病院入職。現在に至る。

黒沢 秀夫（くろさわ・ひでお）
医療法人橘会東住吉森本病院 薬剤科主任
2004年3月、近畿大学薬学部卒業。同年4月、医療法人橘会東住吉森本病院薬剤科へ入職。2012年3月より現職。感染制御認定薬剤師（日本病院薬剤師会）、NST専門療法士（日本静脈経腸栄養学会）、ICLS認定インストラクター（日本救急医学会）、ACLS大阪認定インストラクター（大阪府医師会）。

湯本 哲郎（ゆもと・てつろう）
星薬科大学 実務教育研究部門 准教授
1998年3月、星薬科大学衛生薬学科卒業。東邦大学医学部付属大橋病院、いすゞ自動車株式会社いすゞ病院、総合相模更生病院を経て、2011年9月より現職。博士（薬学）。

小林 岳（こばやし・たけし）
川崎市立川崎病院 薬剤部担当係長、感染対策室兼務
1995年3月、星薬科大学薬学部卒業。1997年3月、星薬科大学大学院薬学専攻薬学研究科修士課程修了。同年4月、川崎市入庁。同年5月、市立川崎病院薬剤科配属。2006年4月、薬剤部へ組織改称。2011年4月、薬剤部担当係長。同年10月より現職。感染制御認定薬剤師、実務実習指導薬剤師、医療経営士3級。

濃沼 政美（こいぬま・まさよし）
帝京平成大学 薬学部 教授（医薬品安全性評価学）
1990年3月、昭和大学薬学部生物薬学科卒業。保険薬局勤務のかたわら、鍼灸師免許取得。1993年3月、日本医科大学付属病院薬剤部入職、1998年より主任（製剤室・治験推進室）。2004年4月、日本大学薬学部入職、病院薬学研究室専任講師、准教授を経て、2013年9月より現職。日本医療薬学会認定・指導薬剤師、博士（薬学）。

岡添 進（おかぞえ・すすむ）
医療法人社団哺育会さがみリハビリテーション病院 薬剤科科長
1997年3月、日本大学薬学部生物薬学科卒業。同年4月、医療法人社団愛友会上尾中央総合病院薬剤部入局。屏風ヶ浦病院（現：横浜なみきリハビリテーション病院）を経て、2011年4月より現職。感染制御認定薬剤師、NST専門療法士。

小田切 正美（おだぎり・まさみ）
医療法人社団明芳会横浜旭中央総合病院 薬剤部係長
1996年3月、昭和薬科大学薬学部生物薬学科卒業。同年4月、医療法人社団明芳会横浜旭中央総合病院薬剤部入局、現在に至る。

関口 信香（せきぐち・のぶか）
医療法人社団三喜会横浜新緑総合病院 薬剤部係長
1995年3月、昭和大学薬学部生物薬学科卒業。サンメディック株式会社、たちばな薬局株式会社など、調剤薬局勤務を経て、2002年10月より医療法人社団三喜会横浜新緑総合病院勤務、現在に至る。

舟越 亮寛（ふなこし・りょうかん）
社会医療法人財団互恵会大船中央病院 薬剤部部長、治験事務局局長
1999年、城西大学薬学部薬学科卒業。同年4月、東京大学医学部付属病院研修入局。国家公務員共済組合連合会虎の門病院、好仁会薬局にて各2か月間の非常勤職員を経て、2000年、社会医療法人財団互恵会大船中央病院薬剤部入職。2006年、薬剤部部長、治験事務局長。2007年、医薬品安全管理者を兼務、現在に至る。

藤本 康嗣（ふじもと・やすつぐ）
医療法人社団三喜会横浜新緑総合病院 薬剤部部長
1980年3月、日本大学理工学部薬学科卒業。同年、医療法人積仁会島田総合病院薬局入局。1983年、横浜緑病院薬局長を経て2000年より現職。2003年、医療法人社団三喜会薬剤部長（併任）。セコム医療システム株式会社運営管理部顧問（薬剤領域）、横浜薬科大学客員教授、昭和薬科大学客員講師。

深澤 優子（ふかざわ・ゆうこ）
R&D Nursing ヘルスケア・マネジメント研究所 代表
弘前大学教育学部特別教科（看護）教員養成課程卒業。日本医科大学付属病院（看護師）、神奈川県立衛生短期大学（助手）等を経て、日本大学大学院グローバル・ビジネス研究科修了（MBA）。2002年、株式会社Medical CUBIC設立、代表取締役。2011年より現職。日本薬科大学医薬ビジネス薬学科非常勤講師、上武大学看護学科非常勤講師。

渡邉 幸子（わたなべ・さちこ）
医療法人橘会東住吉森本病院 医療安全管理部部長、（専従 医療安全管理者）
1990年3月、神戸女子薬科大学薬学部薬学科卒業。同年4月、医療法人錦秀会阪和記念病院薬局入職。1992年3月、医療法人橘会東住吉森本病院薬局入職、1995年4月、同病院薬局長。2005年9月より薬剤科長を兼務するかたわら、リスクマネジャー（専任）に就任。2006年4月より専従の医療安全管理者となる。2009年4月より現職。

岡本 敬久（おかもと・たかひさ）
ファーマシーマネジメント研究所 研究員
2013年1月より、日本経済大学大学院ファーマシーマネジメント研究所に所属。現在、某製薬会社勤務。

中川 充（なかがわ・みつる）
日本経済大学大学院 准教授
2012年3月、北海道大学大学院経済学研究科博士後期課程修了。同年4月より現職。博士（経営学）。

相馬 一天（そうま・いってん）
日本経済大学 専任講師
都市銀行、経営コンサルティング会社を経て現職。埼玉大学大学院経済科学研究科修士（経済学）、日本大学大学院グローバル・ビジネス研究科修士（経営学）。

病院部門別管理・運営の実践
薬剤部門のマネジメント

2014年4月10日　第1版第1刷発行

監修・著者	赤瀬 朋秀、湯本 哲郎
著者	加賀谷 肇、舟越 亮寛、濃沼 政美、渡邉 幸子　ほか
発行人	林 諄
発行所	株式会社日本医療企画
	〒101-0033
	東京都千代田区神田岩本町4-14　神田平成ビル
	TEL03-3256-2861（代）　FAX03-3256-2865
	http://www.jmp.co.jp
印刷所	大日本印刷株式会社

Ⓒ Tomohide Akase & Tetsuro Yumoto 2014,Printed and Bound in Japan
ISBN978-4-86439-244-0 C3034

定価は表紙に表示しています。
本書の全部または一部の複写・複製・転訳等を禁じます。これらの許諾については小社までご照会ください。

病院部門別管理・運営の実践シリーズ

経営企画部門のマネジメント

経営トップの参謀役に求められる知識とスキルを完全解説！

目次

第1章　医療機関における経営企画部門の役割
1. 医療機関の経営とは
2. 経営企画部門の役割
3. 真の医経分離とは

第2章　院内情報はこうすれば有効活用できる
1. 情報の一元管理
2. 効果的な情報の伝え方
3. さまざまな表現手法を用いた可視化
4. 情報提供から課題抽出へ
5. 情報の組み合わせによる多角的な分析
6. 情報を原動力にPDCAを回す
7. ベンチマークと質の指標としての情報の活用

第3章　予算管理と実績管理
1. 医療機関の事業計画と予算の考え方
2. 実績管理のための予算展開
3. 実績ヒアリングによる課題の抽出
4. 予算乖離の管理方法

第4章　新規事業の企画とプロジェクト管理
1. 経営企画部門が持つ本来の役割
2. 新規事業の企画立案
3. 事業内容の詳細と予算計画の立案
4. PMBOKを活用したプロジェクト管理
5. 予測されるリスクの管理と対応策の準備

第5章　経営企画部門の人材に求められるスキル
1. 職種間の潤滑油としての働き
2. 推進役としてリーダーシップ

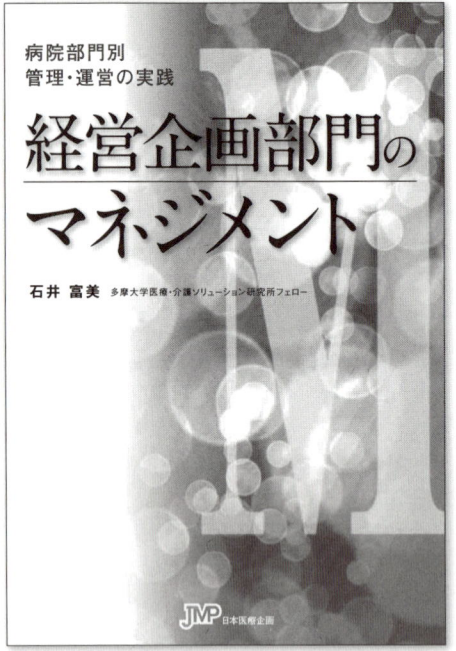

◆著者：多摩大学医療・介護ソリューション研究所フェロー
　　　　石井 富美
◆仕様：A5判／並製／本文2C／150ページ（予定）
◆定価：本体2,500円＋税
◆ISBN978-4-86439-243-3 C3034

※タイトル、内容等は予告なしに変更される場合があります。